LEHBRUCH
DER
AUGENHEILKUNDE. I.

WINTHER

Das Auge des Menschen.

Das Auge des Menschen besteht aus dem Sehorgane mit seinen Bewegungswerkzeugen und aus Vorrichtungen, welche dasselbe umgeben und sein Lager bilden. Man bezeichnet das Sehorgan als Augapfel und kann hiernach das Auge eintheilen in den Augapfel und seine Aufsenwerke.

Augapfel.

Anatomie des Gesammtaugapfels. Normalanatomischer Bau.

Der Augapfel des Menschen hat Kugelgestalt, mathematisch genau ist indefs seine Form noch nicht bestimmt, da sie sich gleich nach dem Tode ändert. Derselbe besteht aus Häuten, welche die äufsere Hülle bilden und flüssige, oder halbflüssige Massen umschliefsen. Die Physiologie unterscheidet diese Bestandtheile in die Hüllen und den optischen Apparat des Augapfels. Die Hüllen sind von aufsen nach innen gerechnet die Augenkapsel, welche in zwei Kugelabschnitte zerfällt, wovon der vordere, kleinere völlig durchsichtig ist und die Hornhaut — tunica cornea — darstellt, der hintere, gröfsere Abschnitt weniger durchscheinend ist und als harte Haut — tunica sclera — bezeichnet wird; die Krümmung der Hornhaut gehört einem andern sphärischen Körper an als die Scleralkrümmung, die Hornhaut steigt aus der tunica sclera in Form einer kleineren Kugel aus einer gröfseren hervor. Auf die Augenkapsel folgt die Traubenhaut — tunica uvea —, deren hinterer Abschnitt sphärisch ist, an der harten Haut anliegt und als Aderhaut — tunica choroïdea — von dem vorderen Abschnitte unterschieden wird, welcher die harte Haut an ihrer Uebergangsstelle in die Hornhaut verläfst, um als Blende zu dienen. Derselbe enthält das Sehloch — pupilla — und wird Regenbogenhaut — tunica iris — genannt. Hierauf folgt die Nervenhaut — tunica retina —, welche der Aderhaut anliegt und zum Theil aus dem lichtempfindenden, zum Theil aus dem leitenden Nervenapparate des Auges besteht, der leitende Nervenantheil derselben setzt sich als Sehnerv zu dem Gehirne fort. Der optische Apparat als Kammerwasser, Krystalllinse und Glaskörper ist von diesen Hüllen umschlossen. Die Blutgefäfse des Augapfels stammen aus der art. ophthalmica und der art. choroidea, welche aus art. carotis interna hervorgehen. Die Nerven kommen aus ganglion ciliare, welches entsteht durch die lange Wurzel des ram. nasalis vom Orbitalaste des n. trigeminus und durch Fäden des n. oculomotorius, mit welchem sich sympathische Fäden verflechten.

Das Gewicht des frischen Augapfels beträgt 104 bis 108 Grm., sein Rauminhalt $1/3$ □″. Man unterscheidet an dem Augapfel die Sehaxe, die Sehnervenaxe, den Querdurchmesser und die beiden schiefen Durchmesser. Die Sehaxe von der Hornhautmitte durch den Augapfel mifst $10 1/2'''$ bis $11'''$; die Sehnervenaxe ist $1/10'''$ bis $1/8'''$ länger, sie geht durch den Sehnerven und kommt an der äufseren Hälfte der Hornhaut aus dem Augapfel unter einem Winkel von 20^0 zur Sehaxe. Der Querdurchmesser beträgt $11'''$, der schiefe $12'''$.

Jeder Augapfel ist mit sechs Muskeln versehen, durch

welche derselbe nach allen Richtungen gerollt werden kann, und liegt in einem Fettpolster und in der Augenhöhle. Die Aufsenwerke des Augapfels sind die Lider und die Thränenwerkzeuge. Mit diesen Umgebungen ist der Augapfel durch Bindegewebe verbunden, welches an dem vorderen Abschnitte der Augapfeloberfläche eine Haut — tunia conjunctiva — bildet und an den Lidern in den Thränenwerkzeugen, wie in dem äufseren Augenwinkel zu Drüsen sich einstülpt und zu Pupillen sich erhebt, woraus nothwendig eine Verschiedenheit zwischen Pathologie der Bindehaut an dem Augapfel und der Lidbindehaut hervorgeht.

Pathologie des Gesammtaugapfels. Physikalische Untersuchung.

Abweichungen in Gröfse und Härte ergeben sich entweder sofort, oder sie sind durch Vergleichung mit einem gesunden Auge leicht zu ermitteln. Man be- Betastung. nutzt hierzu die Betastung, sie giebt Auskunft über die vorgefundenen Spannungsgrade der Hüllen in Folge von vermehrter, oder verminderter Anfüllung der flüssigen und der festen Augenbestandtheile. Das Verfahren hierbei ist wie in der Untersuchung auf Fluctuation von Geschwülsten : Man läfst die Augenlieder leicht schliefsen, legt Zeige- und Mittelfinger beider Hände auf beide Augen und drückt sanft den Augapfel bald mit der einen bald mit der anderen Fingerspitze; hierauf wird die Spannung beider Augäpfel verglichen durch Betasten des einzelnen Auges mit den Spitzen beider Zeigefinger, welchen man an dem inneren und an dem äufseren Winkel desselben angelegt hat. Krankhafte Hervorragung des Augapfels, Verminderung und Verlust seiner Beweglichkeit beruhen auf Vergröfserung des Apfels, oder auf Verengerung der Augenhöhle, oder auf Thätigkeitsverlust der Augenmuskeln; — allzutiefes Zurückweichen des Augapfels in seiner Höhle beruht auf Atrophie oder auf ursprünglich mangelhafter Bildung desselben.

Besichtigung. Die fehlerhafte Richtung der Augenaxen beruht gröſstentheils auf Krankheiten der Augenmuskeln, oder der Augenhöhle, zuweilen auf Fehlern der lichtbrechenden Mittel oder des lichtempfindenden Organes. Ruete (Bildl. Darst. Seite 5) hebt die Thatsache hervor, daſs an Leichen, an den Neugeborenen, an völlig Blinden und während des Schlafens in der Rückenlage die Stellung des Auges oder der Sehaxen rechtwinkelig zur Ebene der Gesichtsfläche steht und beide Sehaxen parallel sind. Diese Richtung entspricht der Lage der Muskeln und ihrer Drehungsaxen : es folgt hieraus, daſs alle Augenmuskeln im Gleichgewichte sind bei dieser Stellung. Man kann diese Richtung als ursprüngliche, normale Augenstellung annehmen, weſshalb dieselbe von Ruete die primäre genannt wird, aus welcher irgend eine secundäre durch Muskelwirkung hervorgehen kann. Krankhaft entsteht die primäre, parallele Stellung der Sehaxen durch beträchtliche Störung, Verlust des Sehens eines oder beider Augen in Folge von Fehlern der optischen, oder der nervösen Organe des Sehens auch ohne Muskelkrankheit. Dagegen wird Divergenz, oder Convergenz der Sehaxen ausschlieſslich durch Muskelerkrankung bewirkt. Sowohl zur Beurtheilung der Sehfunction aus der Stellung der Sehaxen, wie zur Bestimmung der Beschaffenheit und Grade des Schielens als Muskelkrankheit empfiehlt Ruete die Messung des Schielwinkels mittelst eines wagrecht gehaltenen Maſsstabes und beweglicher Fixirnadeln.

Unwillkürliche Bewegungen des Augapfels können entstehen durch Betrachten allzunaher oder allzuentfernter Gegenstände, ferner durch Trübung der lichtbrechenden Mittel, durch Schwachsichtigkeit, durch gesteigerte Reizbarkeit der Muskelbewegungen, durch Lichtscheue und durch Entzündungen.

Zur einfachen Besichtigung des Augapfels genügt es meist, wenn der Kranke nur gerade aussieht oder einen vorgehaltenen Gegenstand betrachtet, welchen wir in verschiedenen Richtungen verschieben. Lichtscheue öffnen sehr leicht die Augenlider, wenn vorher ihr Gesicht in kaltes Wasser einigemale getaucht wird. Will man das Auge genauer und länger untersuchen, oder ätzen, oder fremde Körper aus demselben entfernen, so wird die künstliche Eröffnung der Lider nöthig. Zur Eröffnung des oberen Lides legt man die Hand mit der Volarfläche auf die Stirne des Kranken, verschiebt mit dem Daumen die Lidhaut nahe am Orbitalrande nach oben und läfst den Augapfel abwärts richten; anstatt des Daumens kann man den Lidhalter von Pellier oder Bell benutzen, indem man den Haken unter das Lid anlegt und dieses vom Augapfel abrückt. Zur Untersuchung der oberen Lidbindehaut und Falte fafst man den Lidrand mit Daumen und Zeigefinger der gleichnamigen Hand, hält mit der anderen Hand eine ungeknöpfte Sonde oder einen glatten Draht oder dergleichen fest auf die äufsere Haut des Lides und stülpt mit der ersteren Hand das Lid darüber um. Die Eröffnung des unteren Lides geschieht dadurch, dafs man die äufsere Haut desselben mittelst des Zeigefingers abwärts schiebt und gegen den Oberkiefer andrückt, wird jetzt der Augapfel aufwärts gerichtet, so entrollt sich vor uns die Bindehaut des Lides und die untere Hälfte des Augapfels.

Beleuchtung.

Als Beleuchtungsmittel zur einfachen Besichtigung eignet sich in den meisten Fällen das helle Tageslicht am besten. Dasselbe falle in das Untersuchungszimmer durch ein einziges Fenster, um falsche Reflexe zu vermeiden, welche bei Beleuchtung durch mehrere Fenster entstehen. Zur Untersuchung lichtscheuer Augen verdunkelt man das Fenster, oder beschattet das Auge des Kranken und stellt denselben mit dem Rücken gegen das Fenster, letzteres geschieht auch, wenn die Beleuchtung mittelst eines Spiegels durch reflectirtes Tageslicht verstärkt werden soll.

Lupe. Zur Besichtigung des Auges mit der Lupe gebraucht man eine Convexlinse von $1^1/_2''$ bis $^1/_2''$ Brennweite, welche man unter gleichzeitiger künstlicher Eröffnung der Lider vor das Auge hält. Die Lupe von Brücke hat den Vorzug des grofsen Objectivabstandes vom Gegenstande; sie ist ein Galiläi'sches Fernrohr von kurzer Brennweite; Ausziehen des Oculars verstärkt die Vergröfserung, vermindert aber auch den Objectivabstand und die Gröfse des Sehfeldes. Zur Verminderung störender Hornhautreflexe soll Bryson's Polariskop dienen, dasselbe besteht aus einer Linse von grofser Brennweite und einem um die Axe drehbaren Nicol'schen Prisma.

Polariskop.

Mikroskop. Liebreich benutzt zur mikroskopischen Untersuchung des lebenden Augapfels einen Tubus, welcher in seinen Augenspiegel horizontal eingeschoben wird, unter Anwendung seitlicher Beleuchtung durch den Hohlspiegel oder eine Convexlinse.

Entzündung.

Alle Bestandtheile des Auges können zugleich erkrankt sein unter den Erscheinungen einer acuten Ernährungsstörung, welche man als „Entzündung“ auffafst und darstellt unter den Bezeichnungen:

Ophthalmitis. Panophthalmitis. Phlegmone oculi.
Chemosis bulbi.

Diese Form beginnt mit sehr heftigen Schmerzen, welche von dem Auge aus anfangs über die gleichnamige

Kopfhälfte, später über den ganzen Kopf sich verbreiten. Die Lider röthen sich und schwellen so stark, dafs die Entblöfsung des Augapfels sehr schwierig und nur theilweise, oder gar nicht möglich wird. Die Bindehaut ist gleichförmig lebhaft roth, angeschwollen und bildet um die Hornhaut herum einen Wall, welcher ring- oder bogenförmig die Hornhaut belegt. Die Pupille ist sehr verengt, die Regenbogenhaut wird in Farbe und Gewebe verändert, gewöhnlich erscheint die blaue Iris grün, die braune röthlich, ihr Streifenbau wird undeutlich in Folge von Durchtränkung ihres Gewebes mit pathologischer Ernährungsflüssigkeit, dieses krankhafte Material füllt zugleich die Augenkammer, dringt in Hornhaut und Linse und in die übrigen Theile des Augapfels und entwickelt sich meist zu Eiter, selten zu Bindegewebe. Die Netzhaut ist äufserst empfindlich gegen Licht, es entsteht entoptisches Funkensehen. — Der Augapfel ist geschwollen, fast unbeweglich und sehr empfindlich für Betastung und Druck. Der dabei vorhandene Thränenflufs scheint von vermehrter Thränenbildung und gleichzeitiger gestörter Thränenleitung herzurühren.

Diesen Hergang an dem Augapfel begleitet entzündliches Fieber, oft ist auch das Hirn gereitzt, es treten alsdann Erbrechen, Irrsein, Krämpfe meist unter Zunahme der Kopfschmerzen hinzu.

Findet jetzt Rückbildung und Aufsaugung der pathologischen Massen statt und hört der Entzündungshergang auf, so wird der normale Umfang des Auges erhalten und oft auch das Sehvermögen wieder hergestellt. Ausgang.

Häufiger dagegen schreitet die pathologische Gewebebildung und Umwandlung vorwärts : der Augapfel tritt als dunkelrothe, fluctuirende Geschwulst aus der Spalte der blaurothen geschwollenen Lider — Exophthalmos —, die

Hornhaut ist blafsgelb, quillt auf und macerirt durch Eiterumwandlung ihres Gewebes, sie erhebt sich stärker aus dem Bindehautwalle, es entsteht klopfender Schmerz in dem Augapfel — Hypopium verum, Abscessus bulbi. — Der Puls wird kleiner, schwach, der Kranke blafs, matt, völlig schlaflos; meist berstet uuter heftigen Schmerzen die Hornhaut — rhexis oculi, — selten wird der Eiter vorher aufgesaugt, jedenfalls aber bleibt, wenn jetzt Heilung eintritt, ein narbiger Stumpf — atrophia bulbi, phthisis bulbi — zurück. — Anstatt Vereiterung kommt auch Brand der Gewebe des Auges vor : der Augapfel wird schlaff, unempfindlich grau, seine Gebilde zerfallen in Gewebetrümmer und verjauchen — gangraena bulbi. — Der Kranke ist sehr kraftlos, zuweilen treten die Erscheinungen der Jauchevergiftung hinzu.

Die Krankheit gehört hiernach zu den gefährlichsten des Auges, sie führt meist zu Blindheit, zuweilen zum Tod; sie tritt meist plötzlich auf und verläuft rasch, die pathologische Gewebeumwandlung geht gewöhnlich schon am 1. bis 2. Tage vor sich. In chronischem Gange sind die Erscheinungen zugleich milder, Ausgang und Folgen jedoch für das Sehorgan nicht günstiger.

Diese Entzündung des Gesammtaugapfels entsteht in Folge tiefer mechanischer und chemischer Eingriffe in den Ernährungsprocefs des Auges, namentlich in Folge von Quetschungen, fremden Körpern, aber wir sehen sie auch nach verhältnifsmäfsig und unbedingt geringfügigen Verletzungen, welche vielfach äufserst leicht ertragen werden, z. B. nach Niederdrückung das Staares häufig; andere Male entwickelt sie sich ohne solche Verletzungen zunächst in dem einen Auge und nach Jahren in dem anderen Auge desselben Kranken. Aus alledem hat man auf ein eigenthümliches Verhalten einzelner Augen geschlossen, welches man Vulnerabilität, Disposition u. dgl. nannte, ohne dasselbe voraus bestimmen zu können; — in den Fällen, in welchen die Krankheit ohne dircet nachweisbare Veranlassung entsteht, oder aus einem vergleichungsweise unbedeutenden Ereignisse hervorgeht, vermuthet man einen Zusammenhang derselben mit Scropheln, Gicht, Syphilis. In der That trifft die Ophthalmitis in ihrer selbstständigen Entwickelung öfters mit einer der genannten Formen, namentlich mit verschleppter Scrophulose zusammen und aufserdem mit Puerperalfieber; aber sie kommt auch eben nach Depressio cataracta, oder nach anderen unbedeutenden, wenn auch gröfseren Verletzungen vor.

Es ist anzunehmen, dafs der Entstehung der Ophthalmitis eine wesentlich gleiche Bedingung unter diesen verschiedenen Verhältnissen zu Grunde liegt: In den Verletzungen durch Schnitt oder Quetschung bilden sich Blutgerinnsel und können den Capillarkreislauf durch Thrombose hemmen, in der Gicht, Scrophulose, Syphilis, Puerperalfiebern können pathologische Gewebebildungen Gefäfspfröpfe werden und durch Einkeilung — Embolia — den Capillarkreislauf des Auges unterbrechen. Der Auszug wie die Niederdrückung des Staares verändern die normale Physik des Blutdruckes in dem Auge und können ebenwohl unter gewissen Bauverhältnissen, insbesondere bei Gefäfsbrüchigkeit, capilläre Apoplexieen und Pfropfbildungen herbeiführen.

Gewifs ist die Gegenwart pathologischer Endosmose, wodurch krankhafte Massen den Augapfel füllen, es ist ferner gewifs, dafs die Umwandlung dieser Massen den Ausschlag giebt für die Umwandlung oder den Bestand der Gewebe des Auges, es entwickelt sich hieraus die therapeutische Aufgabe, auf dieses pathologische Bildungsmaterial einzuwirken. Wir wissen nicht, unter welchen

Bedingungen die verschiedenen Metamorphosen derselben vor sich gehen, wir sind aufser Stand dieselben zu regeln; dagegen können wir die Masse des Materials zur pathologischen Zellenbildung vermindern durch frühzeitige Eröffnung der Augenkammer mittelst Hornhautstich- oder Schnitt zur Entleerung des frischen Ergusses, ehe derselbe bereits Umwandlung eingegangen hat; aufserdem haben sich kalte Aufschläge vortheilhaft erwiesen; zweifelhaft ist die Hülfe durch allgemeine und örtliche Blutentleerungen, Salpeter, Bittersalz und Brechweinstein. — Wenn günstiger Ausgang sich vorbereitet durch frühzeitige pathologische Resorption des Ergusses und durch Aufhören neuer Lieferungen desselben, dann soll das Auge sorgfältigst geschont und beschattet werden, um die eingetretene Heilung nicht zu unterbrechen, oder um Rückfälle zu verhüten. Beim Zusammentreffen der Ophthalmitis mit Scrophulose, Syphilis, Eiterdyscrasie sucht man durch Behandlung dieser Zustände die Augen vor neuer ophthalmitischer Erkrankung zu bewahren.

Entwickelt sich Eiterung des Augapfels, so verschafft man dem Eiter Abflufs durch Eröffnung des Abscesses und cataplasmirt mit erweichenden Kräutern.

Bei Brandbildung wird das Auge mit einem weichen Pinsel öfter und vorsichtig ausgespült und die Brandstelle mit Höllenstein, Lapis divinus, Tanninlösung oder Opiumtinctur bestrichen. Treten Erschöpfungserscheinungen hinzu, so reicht man abwechselnd Chinin und Eisen und läfst auf die Brandstelle Bähungen von Rothwein machen, oder Aufschläge aus spec. resolv. und Tormentilla, oder aus spec. aromaticae.

Sind diese Hergänge der Ophthalmitis unter Bildung eines narbigen Stumpfes geheilt, so empfiehlt man nach völligem Aufhören der Entzündung und der Empfindlichkeit des Stumpfes das künstliche Auge. Dasselbe soll nicht nur den blinden, verunstalteten Augapfel decken, sondern zugleich die Reizung desselben beseitigen, welche durch die einwärts gekehrte Wimperstellung herbeigeführt wird; gleichzeitig dient das künstliche Auge zur Wiederherstellung der Thränenleitung und der Beweglichkeit der Lider; auch kann wohl das Einsinken der Augenhöhle dadurch etwas vermindert werden.

Künstliches Auge.

Die alten Griechen benutzten zwei Arten künstlicher Augen aus Stahlplatten mit einer feinen Haut überzogen: die ἐκβλεφαρα sollten den Augenstumpf und zugleich verunstaltete Augenlider, — die ὑποβλεφαρα nur den Augenstumpf decken. — Die gegenwärtig gebräuchlichen künstlichen Augen bestehen aus Glas und Email, oder Gold mit Emaildecke, es sind Wannenschalen, welche die bei geöffneter Lidspalt sichtbaren Theile in dem vorderen Abschnitte des natürlichen Augapfels darstellen, nämlich die Bindehaut mit der Scleralwölbung, die Hornhaut mit der Augenkammer, die Regenbogenhaut mit der Pupille in mittlerer Erweiterung. In Wölbung, Gröfse, Lage und Farbe müssen diese künstlich dargestellten Theile den entsprechenden an dem gesunden Auge des Kranken möglichst ähnlich sein, ebenso mufs die Randform die Dicke und Gröfse der Schale dem Stumpfe und der Augenhöhle vollständig anpassen. Eine reiche Sammlung der Hauptformen — types — solcher Schalen hat Herr Boisonneau in Paris angefertiget. Zur brieflichen Bestellung eines künstlichen Auges ist es nöthig, ein genaues Muster der Gröfse und Krümmung der Oberfläche in dem gesunden Augapfel, welches man etwa mittelst einer Bleiplatte nehmen kann, zugleich eine naturtreue Abbildung des gesunden Auges mit Darstellung oder Angabe der Beschaffenheit des Stumpfes und seines Lagers zu senden. — Zur Einlegung des künstlichen Auges beölt man dasselbe an den Rändern und an der Hinterfläche, hält dasselbe an seinem unteren Rande mit Daumen und Zeigefinger der rechten Hand, zieht das obere Augenlid mit Zeige- und Mittelfinger oder mit dem Daumen der linken Hand in die Höhe, richtet den Stumpf abwärts und schiebt den oberen Rand des künstlichen Auges unter das obere Lid, welches man sodann losläfst; jetzt zieht man das untere Lid abwärts, richtet den Stumpf aufwärts und läfst den unteren künstlichen Augenrand an der inneren Lidfläche allmälig dahintergleiten. Ist das künstliche Auge passend, so wird dasselbe von den Augenlidern angedrückt und folgt den Bewegungen des Stumpfes. Man läfst dieses Auge anfangs nur kurze Zeit hindurch tragen, damit der Kranke allmälig sich daran gewöhnt. Vor dem Schlafengehen werde das Auge jedesmal abgenommen und in Wasser aufbewahrt. Das Abnehmen desselben geschieht, indem man das untere Lid herabzieht und den Knopf eines Drahtes, oder einer Nadel zwischen den unteren Rand der Schale und den Stumpf schiebt, wobei das künstliche Auge in die offen zu haltende hohle Hand fällt.

Physiologie des Sehens.

Das Sehen besteht in der Wahrnehmung der Aufsenwelt unter dem Einflusse des Lichtes. Diese Wahrnehmung wird vermittelt durch eine physikalische Vorrichtung; man kann defshalb den Bau des Auges in den optischen und in den nervösen Bau unterscheiden, oder man theilt das Sehen in die Physik und die Nervenphysiologie des Sehens.

Physik des Sehens.

Hornhaut, Kammerwasser, Krystalllinse und Glaskörper bilden den optischen Apparat, das Linsensystem des Auges, so dafs das Auge sich als eine Sammelllinse darstellt, dasselbe hat eine etwas stärkere Brechkraft als eine Wasserkugel haben würde. Die Netzhaut stellt die Brennfläche desselben dar und der gelbe Fleck ist der häufigste Auffallpunkt der Hauptaxe der Lichtstrahlen; die innere Lage der Netzhaut besteht aus einer Ausbreitung von Nervenfasern, welche hinten am Augapfel an der inneren Seite desselben als Sehnerv austreten, die äufsere Lage der Netzhaut besteht aus Nervenstäben und Ganglienkugeln. Die schwarz pigmentirte Aderhaut zwischen Netzhaut und Kapsel dient zur Ernährung des Auges, ihr Pigment absorbirt das durch die Netzhaut gegangene Licht und verhindert falsche Lichtreflexe in dem Auge, sie verläfst die Augenkapsel an deren Uebergang zur Hornhaut und bildet hier einen Schirmvorhang, welcher von dem Sehloche, — pupilla — durchbrochen ist. — Die Augenkugel ist mit durchsichtigen Massen von verschiedener Brechkraft gefüllt. Der hintere Hohlraum des Augapfels enthält den Glaskörper, eine klare Gallertfeuchtigkeit, deren mittlerer Brechungscoëfficient = 1,3485 ist. An der Vorderwand des Glaskörpers ist die Krystalllinse eingefügt, sie besteht aus Schichten von verschiedener Brechkraft, die äufsere Schicht = 1,4053, die mittlere = 1,4294, der Kern = 1,4541; die Randstrahlen gehen demnach durch Schichten von niedrigerem Brechungsverhältnisse, wodurch die Abweichung wegen der Kugelgestalt vermieden wird, welche in Folge der allzustarken Brechung von Randstrahlen durch gleichartige Linsen entsteht. — Der Radius der Linse beträgt $4{,}6^{mm}$, ihre Axe fällt zusammen mit der Sehaxe, sie ist $4{,}1—5{,}3^{mm}$ dick, ihre Vor- Optischer Bau.

derfläche bildet eine Ellipse, die Hinterfläche eine Parabel. Der Raum zwischen Linse, Iris und Hornhaut ist mit dem Kammerwasser ausgefüllt, dessen Brechungsverhältnifs = 1,3420 ist, also wenig stärker bricht als Wasser = 1,33424. Die Hornhaut ist der vordere Theil der Augenkapsel, welche hier durchsichtig ist und stärker gewölbt hervortritt als in ihrem hinteren Scleralabschnitte, der Krümmungshalbmesser der Hornhaut beträgt 7 bis 8^{mm}, der Sclera 10 bis 11^{mm}. —

Der optische Mittelpunkt der Linse — in welchem die nicht abgelenkten Strahlen die Linsenaxe schneiden — wird aus den Brechungsverhältnissen der brechenden Mittel des Auges und den Krümmungen der Linse und Hornhaut bestimmt; derselbe liegt nahe an der hinteren Linsenfläche. Von diesem Punkte aus construirt man die Lage des Bildes von den äufseren Gegenständen, welches durch die brechenden Augenmittel auf der Netzhaut entworfen wird. Der Winkel, welchen die beiden Endpunkte eines Gesichtsgegenstandes mit diesem optischen Mittelpunkte bilden, wird der Sehwinkel des Gegenstandes genannt. Derselbe ist gleich dem Winkel, welchen die beiden Endpunkte des Bildes mit dem optischen Mittelpunkte der Linse bilden. Die scheinbare Gröfse des Gegenstandes ist seinem Sehwinkel proportional daher erscheint die lineare Ausdehnung eines Körpers in halber Entfernung doppelt so grofs, und die Fläche desselben viermal so grofs, „überhaupt verhält sich der scheinbare Durchmesser eines Gegenstandes direct proportional, seiner absoluten Gröfse umgekehrt proportional der Entfernung, seine scheinbare Flächengröfse umgekehrt proportional dem Quadrat der Entfernung« (Zamminer). Die äufserste Gränze für die Möglichkeit der Wahrnehmung eines Gegenstandes ist ein Sehwinkel von $^1/_3$—$^1/_2$ Minute, ist sein Gesichtswinkel kleiner, so kann der Gegenstand nur durch ein Convexglas von kurzer Brennweite — (Lupe) — gesehen werden, welche ein vergröfsertes virtuelles Bild von demselben in der deutlichen Sehweite erzeugt.

Für das deutliche Sehen ist Hauptbedingung dafs die Bildpunkte genau auf die Netzhaut treffen. Folglich mufs für das deutliche Sehen auf verschiedene Entfernungen die Brennweite der Augenlinse beweglich sein. Es wird dies dadurch erreicht, dafs das Auge die Form und Stellung seines optischen Apparates nach Bedarf ändert. Man nennt diese Fähigkeit Anpassungs-, Accommodationsvermögen. Das gesunde Auge besitzt hierdurch einen Sehraum vom Unendlichen bis zu dem Abstande von 12 Cm. Der Abstand, in welchem das normale Auge deutlich sieht, ohne Formveränderung und Verschiebung seines Linsensystems, beträgt 24 Cm. und wird die mittlere deutliche Sehweite, Nullpunkt der Accommodation genannt. — Beim Anpassen des Auges für gröfsere Nähe werden die brechenden Augenmittel stärker gewölbt, die Augenaxe verlängert, somit die optische Kraft des Auges verstärkt. Beim Anpassen für gröfsere Entfernung werden die brechenden Augenmittel flacher, die Sehaxe verkürzt, somit die optische Kraft des Auges vermindert. — Man schreibt diese Veränderungen vorzugsweise dem Brücke-Müller'schen Muskel zu, sie werden unbewufst dem optischen Apparate ertheilt, wenn der Blick in verschiedene Entfernungen gerichtet wird.

Kurzsichtigkeit.

Ist die optische Kraft des Auges zu stark und das Anpassungsvermögen nicht ausreichend zur genügenden Ausgleichung dieser Fehler, so wird der Abstand der deutlichen Sehweite sehr gering sein, solche Augen sind kurzsichtig: Strahlenkegel, welche von entfernten Punkten durch die Pupille gelangen, werden defshalb vor der Netzhaut in einem Bildpunkte vereinigt, von hier gehen sie wieder auseinander und bilden an der Netzhaut kleine Kreise — Abweichungskreise —, die Abweichungskreise benachbarter Punkte decken sich theilweise, dadurch entsteht ein undeutliches Bild ohne scharfe Umrisse. Das Uebermaafs der optischen Kraft zum Sehen auf gröfsere Entfernung kann ausgeglichen werden durch Hohllinsen —, Concavgläser — womit man defshalb die kurzsichtigen Augen versieht.

Weitsichtigkeit und Ueberweitsichtigkeit.

Ist dagegen die optische Kraft zu gering, so ist der Abstand der deutlichen Sehweite zu grofs, das Auge ist fernsichtig: Strahlenkegel von nahen Punkten werden hinter der Netzhaut zu Bildpunkten vereiniget, sie bilden also Abweichungskreise an der Netzhaut, weil sie auftreffen, ehe sie zu Punkten vereiniget sind. Dieser Mangel an optischer Kraft kann zum Theil ersetzt werden durch Convexgläser, womit die fernsichtigen Augen zum deutlichen Sehen naher Gegenstände versehen werden. — Aber auch das Sehen ferner Gegenstände kann in höheren Graden der Weitsichtigkeit nur durch Vorhalten convexer Gläser vermittelt werden. Die optische Kraft ist hier nicht einmal ausreichend, um paralleles Licht von einem Gegenstandspunkte in einem Bildpunkte zu vereinigen; man nennt diesen Grad Ueberweitsichtigkeit — hyperpresbyopia — und findet denselben an allen Augen, welchen die Krystalllinse fehlt, ferner an sehr flachen Augen, namentlich alter Leute. Ueberweitsichtige pflegen Sehgegenstände dem Auge sehr zu nähern und beim Betrachten derselben die Augenlider an den Augapfel anzupressen, wie es scheint um den Fehler ihrer optischen Kraft durch Unterstützung ihres Anpassungsvermögens möglichst auszugleichen, indem dieselben eine stärkere Wölbung der brechenden Mittel hervorzubringen suchen.

Die Lehre vom Lichte und von dem Anpassungsvermögen der Augen hat zuerst Helmholtz zur Wahrnehmung des Augenhintergrundes an dem lebenden Auge angewendet und hierzu ein optisches Instrument eingerichtet, welches derselbe Augenspiegel genannt und 1852 beschrieben hat. — Ruete, Coccius, v. Graefe, Jaeger, Zehender, Schauenburg und Meyerstein setzten hierauf in verschiedener Weise Augenspiegel zusammen. Jedes dieser Instrumente besteht aus einem Reflector und aus Glaslinsen. Vermittelst des Reflectors wird Licht in den Hintergrund des Auges geworfen. Helmholtz und Meyerstein benutzten hierzu ein Glasprisma mit centraler Oeffnung, die übrigen gebrauchen durchbohrte Spiegel, und Coccius verstärkt die Lichtquelle in dem Spiegel durch eine convexe Beleuchtungslinse von 5″ Brennweite. Um die Strahlen der Lichtquelle von dem Beobachter abzuhalten, oder um das Reflexlicht zu schwächen benutzt Helmholtz einen freien, Ruete einen mit dem Instrumente verbundenen Schirm. Der beleuchtete Augenhintergrund verhält sich nun wie jeder beleuchtete, oder leuchtende Gegenstand; ein jeder Punkt desselben sendet Lichtstrahlen, welche von der Krystalllinse des beleuchteten Auges gebrochen werden und unter gewissen Bedingungen aus dem Auge entweder parallel fortgehen, oder vor dem Auge sich zu einem umgekehrten Bilde vereinigen, sie gehen parallel fort bei vollständiger Accommodation für paralleles Licht — also für unendliche Ferne, oder bei unendlich entfernter Lichtquelle, oder wenn die Lichtquelle in der vorderen Brennpunktsebene liegt —, das parallel austretende Licht kann das Auge des Beobachters zu Bildpunkten vereinigen, so dafs die Gegenstände des beleuchteten Augenhintergrundes unmittelbar gesehen werden. Bei Kurzsichtigkeit

Augenspiegel.

des Beobachters, oder des Untersuchungsauges ist hierzu eine Concavbrille nöthig, um die Parallelstrahlen divergent, oder das bereits allzustark von dem Untersuchungsauge gebrochene Licht parallel zu machen; — Coccius setzt dieselbe vor das Auge des Kranken, um zugleich den störenden Hornhautreflex zu vermindern.

Die Glaslinsen des Augenspiegels werden im Allgemeinen benützt, um das Bild von Gegenständen des Augenhintergrundes zu betrachten, welches entsteht, wenn die von den beleuchteten Punkten kommenden Lichtkegel vor den Augen zu Punkten vereiniget werden. v. Graefe und Coccius halten zu diesem Zwecke eine bis zwei freie Convexlinsen von 1—2″ Brennweite vor das Auge des Kranken, zu Ruete's Instrument sind solche Linsen gefafst und können auf Stiften daran befestiget werden. Setzt man eine Convexlinse vor das Auge des Kranken, so entwirft dieselbe in ihrem Brennpunkte — zwischen sich und dem Spiegel — ein wirkliches, vergröfsertes Bild von den Gegenständen des Augenhintergrundes, dieses Bild ist ein umgekehrt stehendes. Aus ihrer Vereinigungsstelle zu Bildpunkten divergiren die Strahlen des optischen Bildes und werden in dem Auge des Beobachters wieder vereinigt, so dafs dieser das Bild zwischen der Glaslinse und dem Spiegel wahrnimmt. Bringen wir eine (zweite) Convexlinse zwischen Bild und Spiegel, so werden von dieser die divergenten Strahlen des Bildes convergent gemacht und so gebrochen, dafs dieselben von einem in die deutlichste Sehweite gerückten virtuellen und vergröfserten Bilde zu kommen scheinen. Es ist hier das Princip des astronomischen Fernrohrs angewendet, durch welches wir das von dem Objectivglase entworfene Bild mittelst der Ocularlupe betrachten. Auch das Princip des Galiläi'schen oder holländischen Fernrohrs hat man zu diesem Zwecke benutzt; es dient hierzu eine Hohllinse von 8 bis 9″ negativer Brennweite, welche an dem Augenspiegel von Helmholtz in eine geschwärzte Kapsel gelegt wird, Ruete steckt dieselbe auf den beweglichen Stift seines Instrumentes, welcher dem Untersuchungsauge zunächst steht, an v. Graefe's Instrumente wird dieselbe in einen offenen verschiebbaren Ring eingefügt. Dem kurzsichtigen Auge soll das Hohlglas 1″ bis 3″, dem weitsichtigen 3″ bis 5″ genähert werden; an dem überweitsichtigen Auge ist die Untersuchung bei 5″ bis 6″ Entfernung möglich. Ehe das wirkliche umgekehrte Bild des Augenhintergrundes zu Stande gekommen ist, werden die Strahlenkegel von der Hohllinse aufgenommen und divergent abgelenkt, so dafs z. B. derjenige Strahlenkegel, welcher von dem oberen Punkte des Gegenstandes ausgeht und von der Krystalllinse des Untersuchungsauges nach dem unteren Punkte des Bildes hin convergent gebrochen wird, jetzt bei seinem Durchgange durch die Hohllinse von dem oberen Punkte eines virtuellen Bildes in der deutlichen Sehweite zu kommen scheint. Dieses virtuelle Bild ist demnach ein aufrecht stehendes und vergröfsertes. Die Sammellinse des Untersuchungsauges stellt das Objectivglas in dem Gallilái'schen Fernrohr dar und die Concavlinse ist das Ocular. — Beide Untersuchungsmethoden vergröfsern so vielmal, als die Brennweite des Oculars in der Brennweite des Objectivs enthalten ist.

Nervenphysiologie des Sehens.

Es knüpft sich hieran die physiologische Frage über den Nervenbau des Sehorganes : Welcher Augentheil empfindet das optische Bild? Es besteht ein Versuch von Puckinje, wonach die Netzhaut ihre eigenen Blutgefäfse sieht : wenn man mit einem Kerzen- *Nervöser Bau.* *Lichtempfindung u. Mangel dieser Eigenschaft.*

lichte die Netzhaut aus gröfster Nähe beleuchtet und den Blick über die Flamme weg richtet, indem sich das Auge auf den Nullpunkt der Accommodation stellt, ohne einen Gegenstand zu betrachten, so erscheint dem beleuchteten Auge ein schönes Adernetz in schwarzrothen Verzweigungen auf Bronzegrund in der mittleren deutlichen Sehweite. Diese Aderfigur bewegt sich nach den Gesetzen der Schattenverschiebung bei Bewegung der äufseren Lichtquelle, sie ist ein Schattenbild : die Blutgefäfse sind weniger durchsichtig als die übrigen Netzhauttheile und werfen unter den angeführten Bedingungen ihren Schatten, während die übrigen Theile das Licht durchlassen. Wenn wir also das Schattenbild der Blutgefäfse unserer eigenen Netzhaut sehen, so mufs das Organ, welches Licht empfindet, hinter diesen Blutgefäfsen liegen, es ist dies die Stabschicht der Netzhaut. An dem gelben Flecke, dem häufigsten Auffallspunkte der Lichtstrahlen, stehen nur dicke Stäbe — Zapfen —, die Opticusfasern weichen hier auseinander und verschwinden zwischen den Nervenzellen. (Die Form der pathologischen subjectiven Lichterscheinung, wie dieselbe von Ruete Bildl. Darst. I, VIII, 12 dargestellt ist, hat grofse Aehnlichkeit mit der Gestalt und den Umrissen der Stabschicht.) Die Faserschicht leitet das Bild zu dem Gehirne, von welchem das Verständnifs der Empfindung vermittelt, die Wahrnehmung als Sehact vollendet wird. H. Müller hat aus dem Verhalten jenes Schattenbildes den Abstand der Stabschicht von den Blutgefäfsen der Netzhaut berechnet auf $0,17^{mm}$ bis $0,33^{mm}$, und sehr grofse Uebereinstimmung mit den unmittelbaren Messungen derselben Stelle $0,20^{mm}$ bis $0,30^{mm}$ gefunden. — Durch Beleuchtung mittelst eines Reflexspiegels bei Nullpunkt der Accommodation sehen wir vor uns das hochrothe, etwas verwischte Bild unserer Netzhautgefäfse in dem Rahmen der Pupille.

Hieran reiht sich der Versuch von Mariotte, wonach die Eintrittsstelle des Sehnerven das Licht nicht empfindet. Johannes Müller bemerkt (Handbuch 1840, II, 370), dafs auch die übrigen Stellen diese Eigenschaften in geringerem Grade besitzen. Wird z. B. ein Punkt, welcher einen Zoll weit links im wagrechten Abstande von einem Kreuze steht, durch das rechte Auge fixirt in einer Entfernung von 5″ von dem Auge, während das linke geschlossen ist, so verschwindet das Kreuz sofort; fixirt dagegen dasselbe Auge das Kreuz, so verschwindet der Punkt entweder gar nicht, oder nur allmälig.

Bei raschem Umdrehen einer glühenden Kugel sehen wir einen glühenden Kreis. Nach starker Einwirkung grellen Lichtes auf das Auge erscheint bei dem Schlusse der Lider noch eine Zeit lang das Nachbild. Man folgert hieraus, dafs die durch einen Lichteindruck erregte Netzhautstelle nicht sogleich zur Ruhe kommt, nachdem das Auffallen der Lichtstrahlen aufgehört hat. Nachbild.

Es erscheint ein heller Gegenstand auf dunkelem Grunde scheinbar vergröfsert, ein dunkeler Gegenstand auf hellem Grunde scheinbar verkleinert, bis zum Verschwinden. Der Grund hiervon wird in der Ausbreitung — Irradiation — des Lichteindruckes auf der Netzhaut gesucht. Demnach ist die Irradiation dasselbe in Bezug auf den Raum, was das Nachbild in Bezug auf die Zeit. Irradiation.

Das Linsensystem des Menschenauges entwirft ein Bild der Sehegegenstände auf der Netzhaut, dieses Bild ist ein umgekehrt stehendes. Woher kommt es, dafs wir die Gegenstände aufrecht, in ihrer wirklichen Stellung sehen? Man beantwortet diese Frage allgemein mit der Annahme, dafs die Seele der Richtung folge, aus welcher ihr ein Eindruck zugekommen sei, so dafs sie also die Quelle der Strahlen, welche von dem oberen Stellung-sehen.

Gegenstandspunkte durch die Augenlinse nach dem unteren Bildpunkte gebrochen werden und umgekehrt richtig findet, indem sie dem Sehstrahle folgt, d. h. der Richtung, in welcher die Strahlen auftreffen, von oben, von unten, von links oder von rechts.

Ich will versuchen, das Stellungsehen auf die anatomische Anordnung der nervösen Sehgebilde zu gründen. Die Stäbe und Zapfen als lichtempfindende Organe stehen senkrecht zu der äufseren Krümmungsfläche der Faserlage der Netzhaut und setzen sich durch Ausläufer von Ganglienkugeln in die Fasern fort; bei dem Uebergange in die Fasern bilden sie eine knieförmige Umbeugung, so dafs die Linie, welche die Stäbe und ihre Zellenausläufer darstellen, mit der Krümmungslinie der Fasern einen nahezu spitzen Winkel bilden, von welchem aus die Faserlage nach rückwärts läuft. Nehmen wir nun an, dafs die Bildpunkte in ihrer Leitung zu dem Gehirne denselben Weg machen, so wird hierbei das umgekehrte Bild aufrecht gestellt und hat bereits in dem Sehnervenstrange die wirkliche Stellung des Gegenstandes. Man kann diese Verwandlung der Bildstellung leicht construiren, wenn man parallele Linien, z. B. von den beiden Endpunkten des Bildes, aus der Stabschicht auf dem angegebenen Wege durch die Faserschicht zu dem Hirne führt.

Richtungsehen. Das Richtungsehen kann ebenfalls anatomisch begründet werden. Wir nehmen in der Untersuchung des Richtungsehens die Sehaxe als Gränze zwischen links und rechts oder innerer und äufserer Hälfte der Netzhaut.

Die Bilder von solchen Gegenständen, welche rechts von der Sehaxe sich befinden, werden von dem rechten Auge auf der inneren Hälfte der Netzhaut, also links von der Sehaxe entworfen, von dem linken Auge auf der äufseren Hälfte seiner Netzhaut, also ebenfalls links von seiner Sehaxe. Die Bilder von solchen Gegenständen, welche links von der Sehaxe sich befinden, werden von dem linken Auge auf der inneren Hälfte der Netzhaut entworfen, von dem rechten Auge auf der äufseren Hälfte, so dafs die innere Netzhauthälfte an dem rechten und an dem linken Auge jedesmal der mit dem Auge gleichnamigen Richtung des Gegenstandes entspricht, dafs dagegen die äufsere Netzhauthälfte an dem rechten und an dem linken Auge der mit dem Auge ungleichnamigen Richtung des Gegenstandes entspricht. Oder : die Bilder von Gegenständen aus einer Richtung, welche mit dem Auge gleichnamig ist, werden an der inneren Netzhauthälfte entworfen, dagegen erscheinen die Bilder von Gegenständen aus einer mit dem Auge nicht gleichnamigen Richtung an der äufseren Netzhauthälfte. Wenn nun die Hirnseite, welcher das Bild durch die Sehnervenfasern überliefert wird, gleichnamig sein soll mit der Richtung, worin der Gegenstand liegt, so ist es nothwendig, dafs die Fasern aus der inneren Netzhauthälfte auf der Seite ihres Auges in dem Hirne bleiben, dafs dagegen die Fasern aus den äufseren Netzhauthälften beider Augen sich kreuzen. Diesem Bedürfnisse scheint die Anordnung der Faserzüge in dem Sehnervenkreuze zu entsprechen : Auf wagerechten Schnittflächen durch den Sehnerv und zugleich durch die entsprechende Hälfte des chiasma opticum bemerkt man mit freiem Auge, dafs die Hülle, der Mantel des Sehnerven, in das chiasma sich fortsetzt als weifse Substanz, so dafs die äufsere Fortsetzung den äufseren Umrifs des chiasma bildet, und dafs die innere Fortsetzung das chiasma in der Mitte durchzieht. Beide Fortsetzungen der Sehnervhülle beschreiben zusammen eine kreisförmige Figur, deren innerer Bogen kürzer ist, als der äufsere, beide Bogen treffen zusammen und kreuzen sich an der hinteren und unteren Gränze des chiasma. Innerhalb des von diesen Bogen umfafsten Raumes liegt graue und weifse Hirnmasse, letztere bildet Streifen in der Richtung von dem inneren nach dem äufseren Bogen. Mittelst dieser Kreuzung des Sehnervenmantels jeder Seite in dem chiasma können Faserzüge aus der äufseren Netzhauthälfte des rechten und des linken Auges auf die mit dem Auge ungleichnamige Seite des Hirns treten; dagegen bleiben die Faserzüge aus der inneren Netzhauthälfte des rechten, wie des linken Auges auf der je gleichnamigen Seite des Hirnes. Diese Anordnung entspricht der Forderung einer anatomischen Begründung des Richtungsehens von links und rechts, indem die Ueberlieferung des Bildeindruckes von den Sehnervenfasern an das Hirn in allen Fällen auf derselben Seite geschehen kann, auf welcher der Gegenstand sich befindet. Diese Darlegung wird unterstützt durch den Versuch : drücken wir ein Auge oder beide Augen mit der Fingerspitze an dem äufseren Augenwinkel, so erscheint die Druckfigur in concentrischen Lichtringen auf der entgegengesetzten Seite nach der Nase hin; findet der Druck an dem inneren Augenwinkel statt, so tritt die Figur an der inneren, also an der Druckseite auf.

Das Richtungsehen von oben und unten scheint auf ungekreuzter Leitung zu beruhen. In dem hierauf bezügigen Versuche erscheint die Druckfigur an der Netzhauthälfte, welche der Druckstelle entspricht.

In der mikroskopischen Untersuchung wagerechter Chiasmaschnitte sieht man zwischen dem äufseren und dem inneren weifsen Bogenzuge blasse Faserkreuzung, deren Richtung durch einzelne stärker hervortretende Fasern sehr verdeutlicht wird, zugleich bemerkt man multipolare Nervenzellen in Verbindung mit Fasern.

Einfachsehen.

In dem normalen gesunden Sehen schneiden sich die Sehaxen beider Augen in einem Punkte des fixirten Gegenstandes. Der Winkel, unter welchem diefs geschieht, ist um so stumpfer, je näher der Gegenstand liegt. Derselbe wird zu einem spitzen Winkel bei gröfserer Entfernung des Gegenstandes; beim Sehen in das Unendliche stehen die Sehaxen nahezu parallel. Wenn die Sehaxen in beiden Augen in einem Punkte des Gegenstandes sich schneiden, also beide Augen gemeinschaftlich einen Gegenstand fixiren, so erscheint in jedem Auge ein Bild des Gegenstandes. Die Bilder liegen in der Richtung der Sehlinie, sie werden also auf gleichnamigen Netzhautstellen in beiden Augen entworfen; man nennt solche Stellen identisch, oder congruent. Die Nervenphysiologie gestattet, zu vermuthen, dafs die Ordnung der Nervenenden in der Peripherie der Ordnung derselben in dem Centralorgane entspricht und hat hieran die Ansicht geknüpft, dafs das Einfachsehen mit zwei Augen in einer anatomischen Anordnung beruhen möge, wodurch Peripherie und Centrum sich in einer gewissen Weise entsprechen. — Es liegen indefs viele Vergleichungspunkte vor in Bezug auf den Hergang des Einfachsehens und des stereoskopischen Sehens. Betrachten wir einen Gegenstand in der deutlichen Sehweite abwechselnd mit dem linken und mit dem rechten Auge, so findet eine scheinbare Verrückung des Gegenstandes statt, derselbe scheint nach der Seite des geschlossenen Auges hinzurücken, zugleich sehen wir dabei auf Seite des offenen Auges den Hintergrund in gröfserer linearer Ausdehnung, als bei gemeinschaftlicher Fixirung des Gegenstandes mit beiden Augen. Es geht schon hieraus hervor, dafs die Sehaxe für das einseitige Fixiren anders gestellt wird, als für das gemeinschaftliche, und zwar mehr nach innen. Demgemäfs mufs sich die Bildlage auf der Netzhaut nach aufsen verschieben, woher die scheinbare Verrückung des Gegenstandes. Durch diese Stellungsveränderung nach innen wird zum Theil der Unterschied ausgeglichen werden, welcher bei dem gemeinschaftlichen Sehen stattfindet in Bezug auf die Mafsvertheilung, in welcher beide Augen den Gegenstand sehen, so dafs jetzt das einseitig betrachtende Auge die Ansicht zum gröfseren Theile in Besitz zu nehmen sucht, welche dasselbe in dem gemeinschaftlichen Sehen nur zum kleineren Theile besitzt. Es fallen nämlich von der mit dem Auge ungleichnamigen Seite des Gegenstandes Lichtstrahlen von einer gröfseren Fläche in das einseitig fixirende Auge, als beim gemeinschaftlichen Fixiren dasselbe Auge von derselben Seite erhält. — Beim Anfertigen photographischer Bilder für stereoskopisches Sehen entstehen die Bilder ganz ähnlich wie bei dem gemeinschaftlichen normalen Sehen in beiden Augen. Es werden hierbei der camera obscura zwei Linsen in dem Abstande der beiden Menschenaugen eingesetzt und der Gegenstand in die Entfernung der deutlichen Sehweite gebracht. Jede dieser beiden Linsen entwirft ein besonderes Bild, beide Bilder stellen die beiden einseitigen Ansichten dar, welche beim gemeinschaftlichen Fixiren in beiden Augen entstehen.

Doppeltsehen. Bei dem gemeinschaftlichen Fixiren theilen sich die beiden Augen in bestimmter Weise in die beiden Bilder des einfach vorhandenen Gegenstandes, so dafs je eine Gegenstandsseite dem ihr grade gegenüberliegenden Auge als gröfserer Bildtheil, dem anderen Auge als kleinerer Bildtheil zufällt. — Bei dem einseitigen Fixiren gleicht sich dieser Unterschied aus, das fixirende Auge erhält zugleich den Bildantheil des anderen Auges. Ist nun dieses letztere nicht fixirende Auge geöffnet und sehkräftig, so erhält dieses ein besonderes Bild von einem etwas anderen

Standpunkte. Somit müssen abgesonderte, selbstständige Doppelbilder in zwei Augen empfunden werden, deren Sehkraft normal, gleich oder doch nicht wesentlich verschieden ist beim Schielen. Das Bild in dem Schielauge fällt zugleich auf incongruente Netzhautstellen und excentrisch. Die Schärfe der Lichtempfindung verhält sich umgekehrt wie der Abstand vom Centrum der Netzhaut, das Bild ist defshalb undeutlich wegen Excentricität seiner Lage. Das Doppeltsehen erscheint als Folge fehlerhafter Stellung der Sehaxen durch Bewegungsstörungen des Augapfels, oder als Folge von fehlerhafter Stellung der Krystalllinse, oder von Ungleichheit der Brechkraft beider Augen.

Untersuchung des Sehens.

Messung der optischen Kraft.

Die optische Kraft des Auges kann gemessen werden mittelst eines Mafsstabes und einer Nadel : Man legt den Mafsstab wagerecht so, dafs derselbe auf der Längenaxe der Körper in senkrechter Richtung gehalten wird, dicht unter dem Untersuchungsauge an und läfst das andere Auge schliefsen; auf dem Mafsstabe bringt man die Nadel in verschiedene Abstände von dem Auge. Die Gränze des nächsten Abstandes, an welcher die Nadelränder scharf gesehen werden, ist der Nahepunkt des deutlichen Sehens, und man kann nun dessen Entfernung ablesen, diesseits dieser Gränze erscheint die Nadel von einem Nebelgurt umgeben, vergröfsert, gespalten. Ein Fernpunkt könnte durch Fortrücken der Nadel in gröfsere Abstände aufgesucht werden. Holke's Optometer besteht aus einem in Zolle getheilten Lineal mit einem Faden in der Längenaxe : an der Gränze der deutlichsten Sehweite erscheint der Faden am dünnsten, diesseits und jenseits dieses

Punktes erscheinen Nebelpyramiden, deren Spitzen in dem Punkte liegen. Der Fernpunkt kann auf diese Weise nur für ein kurzsichtiges Auge gefunden werden. Volkmann's Optometer ist nach den Principien des Scheiner'-schen Versuches eingerichtet, wonach durch zwei kleine Oeffnungen, welche näher aneinander liegen als der Durchmesser der Pupille beträgt, zwei Lichtkreise entstehen, welche theilweise sich decken, und ein Gegenstand in der deutlichsten Sehweite einfach, in jeder anderen Entfernung doppelt erscheint: aus den beiden Oeffnungen treten Lichtstrahlen so stark divergent, dafs das Auge sie nicht convergent, sondern nur parallel brechen kann, hierdurch entstehen zwei Abweichungskreise, die wir als Lichtkreise sehen, wodurch beim Sehen in die Ferne das Bild eines Gegenstandes undeutlich wird. Nur wenn der Gegenstand in dem Nahpunkte liegt und das Auge für die Nähe accommodirt ist, genügt die optische Kraft zur Vereinigung der Bildpunkte in der Netzhaut.

Den Nachweis über Accommodation erhalten wir durch Beobachtung der Puckinge-Sanson'schen Bilder, vollkommener wird dieser Nachweis sowohl durch das Ophthalmometer von Helmholtz, als auch durch den Augenspiegel geliefert.

In dem Puckinge-Sanson'schen Versuche wird ein Kerzenlicht vor das Untersuchungsauge gehalten. Der Beobachter stellt sich zur Seite des Auges und sieht in demselben drei Bilder des vorgehaltenen Kerzenlichtes, nämlich zwei aufrecht hintereinander stehende Bilder und diesen gegenüber zwischen beiden ein umgekehrtes Bild. Veränderung der Accommodation verändert zugleich Abstand, Gröfse und Schärfe des hinteren aufrechtstehenden Bildes: Bei Anpassung für die Ferne liegt dieses Bild näher dem umgekehrten, ist matter und gröfser;

bei Anpassung für die Nähe entfernt sich dasselbe und erscheint heller und kleiner. — Dieses hintere aufrechtstehende Bild erscheint bläulich und ist ein virtuelles Spiegelbild der vorderen Linsenfläche, das vordere aufrechtstehende Bild ist ein virtuelles Spiegelbild der Hornhaut, das umgekehrte Bild ist ein wirkliches Spiegelbild der hinteren Linsenfläche. Verkleinerung, Abrücken und Hellerwerden des Bildes der vorderen Linsenfläche beim Nahesehen kann nur von einer Krümmungszunahme der vorderen Linsenfläche abhängen. Nach Helmholtz wird die Gröfse der Sanson'schen Bilder gemessen, um daraus den Krümmungsradius zu berechnen.

Der Augenspiegel setzt uns in den Stand, die Netzhautbilder direct zu sehen, uns von ihrer Schärfe, Gröfse und Stellung zu überzeugen und durch Vergleichung derselben bei verschiedenen Accommodationsversuchen die optische Kraft des Auges zu beobachten.

Ruete's Pappkasten entzieht dem Kranken die Mitwissenschaft der wirklichen Entfernung einer Probeschrift.

Untersuchung der Unterbrechungen des Gesichtsfeldes.

Die verschiedenen Methoden der entoptischen Untersuchung haben alle den Zweck, paralleles Licht in das Auge zu bringen, und sind nach demselben Principe eingerichtet, welches Scheiner's Versuche zu Grunde liegt. Listing benutzt hierzu eine kleine etwa $^1/_{10}{}^{mm}$ betragende Oeffnung und als Hintergrund eine gleichförmig beleuchtete Fläche. Die kleine Oeffnung hat die Bedeutung eines leuchtenden Punktes, wird sie in die vordere Brennpunktsfläche, also ungefähr 1 Cm. von der Hornhaut in die Sehaxe gebracht, so erreichen die Lichtstrahlen die Hornhaut so divergirend, dafs sie durch die brechenden Augenmittel keine convergirende, sondern nur parallele Richtung erhalten, so dafs auf der Netzhaut ein Zerstreuungskreis gebildet wird, von der Gestalt und Gröfse der Pupille.

In diesem Lichtkreise wird jede unregelmäfsige Lichtbrechung und jedes Auffangen von Lichtstrahlen auf der Oberfläche des Augapfels, oder in den brechenden Mitteln als Unterbrechung des Gesichtsfeldes wahrgenommen. — Brewster's Versuch mit zwei sich kreuzenden Lichtbüscheln bewirkt Doppelschatten von Trübungen der brechenden Mittel, einfache Schatten, wenn ein Fehler in der Netzhaut oder hart an ihrer Gränze das Sehfeld unterbricht. — Donders benutzt hierzu den Scheiner'schen Schirm : In der Deckstelle der beiden Zerstreuungskreise auf der Netzhaut liegen alle Schatten doppelt und um so weiter auseinander, je weiter entfernt von der Netzhaut die verdunkelte Stelle liegt, so dafs z. B. eine Verdunkelung in der Pupille, ein Auswuchs an dem Pupillenrande ihre Schatten so weit auseinander werfen, als die Mittelpunkte der Lichtkreise von einander entfernt sind.

v. Graefe benutzt zur Untersuchung der Unterbrechungen des Gesichtsfeldes einen punktirten Papierbogen, auf dessen Mitte ein Fleck bezeichnet ist, von welchem aus nach acht Richtungen Linien sternförmig ausstrahlen, welche in regelmäfsigen kleinen Abständen mit Kreuzen oder Punkten versehen sind. Der Kranke fixirt die Mitte in verschiedenen Entfernungen und giebt die Länge an, in welcher ihm die Linien erscheinen : Eine unthätige Netzhautstelle unterbricht wie der Mariotte'sche Fleck; bei nicht völligem Verluste der Thätigkeit sind die Bilder von hellen oder dunkeln Punkten unterbrochen, oder verschleiert. Die Unterbrechungen haben sehr verschiedene Form und Lage; meist sind es blasse Perlschnurformen, welche einzeln, oder in Netzen den Sehraum durchziehen und die Bildlage unsicher machen; sie können so grofs sein, dafs sie z. B. Centralamaurose bedingen. Häufig erscheinen sie als Vergröfserungen des normal blinden

Fleckes; zuweilen bilden sie blinde Netzhautgürtel. Die Sehaxe solcher Augen schiefst meist an dem Gegenstande vorbei, oder umkreiset denselben, oder das Auge fixirt mühsam.

Zur Bestimmung der Gränzen und der Deutlichkeit des excentrischen Sehens hat v. Graefe die normale Oeffnung des Sehkreises gemessen und zu $\frac{> 174^0 \text{ horizontal}}{> 160^0 \text{ vertical}}$ gefunden; der vordere Pol des Augapfels dient hierbei als Ausgangspunkt. Zur Bestimmung des Sehraumes für praktische Zwecke läfst man die Sehaxe auf einen Gegenstand richten, von hier aus rückt man einen zweiten gut beleuchteten, aber nicht glänzenden Gegenstand von ziemlicher Gröfse gegen die Gränzen des Sehfeldes mit kleinen seitlichen Verschiebungen und bemerkt die Stelle seines Unsichtbarwerdens. Das Fixiren geschieht in verschiedenen Entfernungen, allzugeringer Abstand ist zu vermeiden. — Bei sehr bedeutender Verengerung des Sehraumes wird dazu eine Tafel benutzt, welche eine Figur zum Fixiren enthält und zugleich in nummerirte Quadrate getheilt ist, man hält dieselbe $1\frac{1}{2}'$ entfernt, bewegt ein Kreidestück vom Sehgegenstande nach aufsen und bemerkt die Nummer des Feldes, in welchem das Kreidestück unsichtbar wird, durch Verschieben in verschiedener Richtung beschreibt man die Curve des Sehraumes. Da der Abstand vom Auge gegeben ist, kann die Oeffnung des Sehraumes gemessen werden. Feststellung des Sehkreises.

Für die excentrischen Netzhauttheile ist der normalkleinste Gesichtswinkel noch nicht bekannt; die praktische Bestimmung ihrer Sehschärfe beschränkt sich deshalb auf die Vergleichung verschiedener Abschnitte derselben, wozu man ebenfalls das sternförmig punktirte Papierblatt anwendet. — Für die centralen Netzhauttheile suchen wir Prüfung der Sehschärfe.

die nothwendige Bildgröfse zu ermitteln durch Vorhalten von gleichartigen Gegenständen in abgestuften Gröfsen, z. B. Schriftproben. Es kann die Berechnung der nothwendigen Bildgröfse hieran geknüpft werden. — Oder man prüft durch stufenweises Verschieben eines einzelnen Gegenstandes in verschiedene Abstände.

Untersuchung des Farbensinnes. Zur Prüfung des Farbensinnes legt man dem Kranken eine Auswahl farbiger Papierstreifen vor, damit er sie ordne. Setzt man demselben alsdann farbige Gläser vor die Augen, so bewirken diese eine Aenderung des Urtheiles über die Farbenordnung bei fehlerhaftem Farbensinne. Die Untersuchung auf mangelhafte Wahrnehmung von subjectiven Complementärfarben benutzt ein einfarbiges Papierblatt mit aufgelegten blafsgrünen Streifen. Diese Streifen erscheinen dem gesunden Auge sofort auf rothem Grunde grün, auf grünem roth, auf blauem orange. Die mangelhafte Unterscheidung der Farben wird gebessert durch farbige Gläser, namentlich durch Benutzung eines rothen und eines grünen Glases zu verschiedenen Zwecken.

Pathologie des Sehens.

Die Sehfehler sind zum Theil in dem optischen Baue, zum Theil in dem Nervenbaue des Auges, zum Theil in dem Sehurtheile begründet, und es ist oft schwer zu bestimmen, zu welcher Abtheilung der Einzelfall gehört, oder ob derselbe in verschiedenen, oder in allen Gebieten des Gesichtssinnes liegt. — Mit Hülfe des Augenspiegels sind wir in den Stand gesetzt, bereits manche Abweichungen in dem Sehfelde auf pathologisch-anatomische Begründung zurückzuführen. Der prognostische Werth der Sehstörungen stellt sich im Allgemeinen so, dafs man sagen kann: Abweichungen in der Sehschärfe werden sehr häufig und bedeutend gebessert; dagegen bestehen Veränderungen in dem Sehraume meist unverändert fort, oder ihre Besserung ist auf enge Gränzen beschränkt. Ueberhaupt ergiebt die Gegenwart und gröfsere Ausdehnung von Störungen des Sehraumes den Ausschlag für ungünstigere Vorhersage bei Störungen der Sehschärfe. — Die Sehstörungen sind Wirkungen gewisser krankhafter Bedingungen, sie geben also an sich keine therapeutische Anzeige und die Behandlung ihrer Bedingungen entspringt verschiedenen Gebieten der Augenheilkunde.

Optische Fehler.

Durch krankhaft vermehrte Ausdehnung des Augapfelumfanges — ectasia bulbi — werden die Formverhältnisse der brechenden Mittel und ihre räumliche Beziehung zu dem lichtempfindenden Organe verschoben, sodafs sowohl die optische Kraft des Auges, wie auch die Lage der Brennfläche verändert wird. Fast immer liegt die Ectasie in der Augenachse. Hierdurch wird die optische Kraft vermehrt, das Auge leidet an Kurzsichtigkeit — myopia —; paralleles Licht wird nach seinem Durchgange durch die Linse bereits in dem Glaskörper vor der Netzhaut zu Bildpunkten vereiniget, von hier aus divergiren die Strahlen und bilden nun in der Netzhaut Abweichungskreise, welche sich zum Theile decken. Die optische Kurzsichtigkeit aus Ectasie des Augapfels verschlimmert sich mit zunehmendem Alter des Kranken, wogegen die optische Kurzsichtigkeit aus ursprünglich allzustark gewölbtem Baue der brechenden Mittel oft ausgeglichen, oder vermindert wird durch die normale Verflachung des Augapfels in dem höheren Alter. — Trifft die Erweiterung des Augapfels die Optische Fehler.

Aequatorialtheile desselben, so würde divergentes Licht nach seinem Durchgange durch die Linse sich hinter der Netzhaut zu Bildpunkten vereinigen, dasselbe wird demnach thatsächlich in der Netzhaut durch convergente Strahlenkegel vor der Vereinigung zu Punkten Abweichungskreise bilden; die Aequatorialerweiterung des Augapfels ist sonach mit Fernsichtigkeit — presbyopia ectasia — verbunden. In der Regel verbindet sich hiermit Asymmetrie der brechenden Mittel, so dafs die Gegenstände mifsgestaltet gesehen werden — metamorphopsia —, oder gewisse Theile der Gegenstände, z. B. Horizontallinien, in einer bestimmten Entfernung sehr deutlich sichtbar sind, dagegen in gröfserer Nähe nicht mehr gesehen werden, während jetzt Verticallinien sichtbar werden.

Trübungen der brechenden Mittel sind nicht völlig undurchsichtig, sie unterbrechen das Gesichtsfeld unvollständig : Linsentrübung veranlafst zunächst undeutliches excentrisches Sehen. Glaskörpertrübungen erzeugen dunkele, schwebende Figuren — mouches voltigeantes —, periodische Verdunkelungen in Form sinkender Molken — nepheliopia — in dem Sehfelde; — das chronische Glaucom bewirkt ins Besondere Ungleichmäfsigkeit in dem excentrischen Sehen, welche sehr selten sich bessert.

Nervöse Fehler.

Nervöse Fehler. Netzhautablösung tritt in Folge von pathologischem Choroïdealergufs und von Umwandlung solcher Ergüsse innerhalb des Glaskörpers ein; dieselbe findet sich fast immer in den unteren Abschnitten und veranlafst plötzliche, anhaltende Verdunkelung gewisser Kreisabschnitte des Gesichtsfeldes, wobei zugleich die Gegenstände schief und nur theilweise — meropia — gesehen werden. Diese Beschränkung des Sehraumes bessert sich höchst selten und auch dann gewöhnlich nur in schmalen Gränzen.

Netzhautentartung in der Bright'schen Nierenkrankheit, — Blutaustritt, — Blasenwurm, krankhafte Exosmose in der Netzhaut veranlassen Ungleichmäfsigkeit des excentrischen Sehens, fixe Flecken — scotomata fixa — unterbrechen das Gesichtsfeld. — In den Reizungsbezirken und Reizungsstadien der Netzhautkrankheiten entstehen subjective Lichtempfindungen, Funkensehen — photopsia —, nervöse Weitsichtigkeit. Das Arterienatherom erzeugt Greisenblindheit. — Die *Unterbrechungen des Gesichtsfeldes* durch *apoplectische* Netzhautreizung *bessert* sich wohl, wird aber leicht recidiv; die Unterbrechung durch *cysticercus* ist unheilbar. Das *undeutliche excentrische* Sehen in Folge krankhafter Exosmose erlaubt verhältnifsmäfsig günstige Vorhersage. Die Greisenblindheit von Arterienatherom bessert sich sehr selten.

Gewebekrankheiten der Netzhaut, ausgehend aus der *chorio-capillaris* in den Aequatortheilen des Augapfels, zeigen diese Theile stellenweise von Pigment entblöfst, ihre Gefäfse blofsgelegt; diese Umwandlung verbreitet sich nach und nach zu der Eintrittsstelle des Sehnerven, so dafs jetzt auch die Sehnervenpapille weifs wird und die Zeichen der vorschreitenden Atrophie durch Schrumpfen der Augengefäfse sich entwickeln. Hierbei entsteht Nachtblindheit — hemeralopia —, die Gränzen des Sehraumes werden allmälig enger gezogen, so dafs während des anatomischen Herganges längere Zeit hindurch ein kleines centrales Sehfeld frei bleibt, z. B. $\frac{> 10^\circ \text{ horizontal}}{> 10^\circ \text{ vertical}}$ in einem Abstande von $1^1/_2{}'$ (v. *Graefe*) wenn die normale Oeffnung des Sehraumes $\frac{> 174^\circ \text{ horizontal}}{> 160^\circ \text{ vertical}}$ beträgt. — Diese Verengungen des Sehfeldes sind unheilbar.

Blendung des Auges durch Sonnenlicht veranlafst plötzliches Erblinden, z. B. bei Beobachten einer Sonnenfinsternifs. Diese Erblindung scheint auf neuroparalytischer Blutüberfüllung der Netzhaut zu beruhen; selten findet Besserung statt.

Céntrale Fehler.

Centrale Fehler.

Empfindungsabnahme der Netzhaut — anaesthesia retinae, amaurosis — aus centralen Ursachen bedingt oft Verengerung des Gesichtsfeldes mit gleichzeitiger Abnahme der centralen Sehschärfe. Es entsteht nervöse Kurzsichtigkeit. — Hirngeschwülste führen öfters halbseitige Beschränkung des Sehens — hemiopia — und Ungleichmäfsigkeit des excentrischen Sehens herbei. Häufig fehlt die rechte oder die linke Hälfte des Sehfeldes auf beiden Augen; seltener dagegen fehlt die rechte Hälfte auf dem rechten Auge und zugleich die linke auf dem linken Auge. Es entspricht dieses Vorkommen vollständig der Anatomie, welche die obige Construction des Richtungsehens voraussetzt, wonach die Sehnervenfasern aus der linken Netzhauthälfte des rechten Auges und aus der linken Hälfte des linken Auges auf der rechten Hirnseite zusammenkommen, und die Fasern aus der rechten Hälfte des Auges auf die linke Hirnseite treten. Dafs Hemiopie und Lähmung der beiden äufseren Netzhauthälften äufserst selten vorkommt, würde gleichfalls hiermit übereinstimmen, indem bei ihrem Laufe zur entgegengesetzten Hirnseite die Bündel der beiden äufseren Hälften sich kreuzen und also geradezu an dem Kreuzpunkte die gemeinschaftliche Lähmungsursache einwirken müfste.

Gemischte Fehler.

Gemischte Fehler.

Bleiblindheit — amaurosis saturnina —. Wie anderwärts so offenbaret sich auch an dem Auge die Bleivergiftung gewöhnlich zunächst in Muskelerscheinungen, nämlich in unrichtiger, oder aufgehobener Accommodation, Pupillenstarre, unvollkommener Fixation, zeitweisem Schielen, Lidkrampf oder Lidlähmung. Den Fehlern der optischen Kraft proportional ist das Sehen undeutlich; in seltenen Fällen verdunkelt sich das Sehfeld vollkommen, diese Verdunkelung findet alsdann gewöhnlich in Anfällen statt, welche Stunden bis Monate lang andauernd und von Bleikolik und Bleikopfschmerz begleitet zu sein pflegen. — Leichenuntersuchungen haben beträchtliche Blutleere des Hirnes nachgewiesen. Die Vorhersage ist ungünstig. — Die Behandlung der Bleivergiftung durch Schwefelsäure-Limonade oder durch kohlensaure, oder schwefelsaure Bittererde, sowie durch schwefelsaures Natron sucht unlösliche Bleiverbindungen zu erzeugen, um das genommene Bleipräparat innerhalb des thierischen Haushaltes unwirksam zu machen, dieselbe hat also die Bedeutung einer Vorbauungskur. Die Methode von Parkes dagegen will durch Darreichung von Jodkalium eine lösliche Jodbleijodkalium-Verbindung bilden, in welcher das Blei durch die Nieren ausgeschieden wird.

Alkaloïderblindung, oder — Gesichtsschwäche — wie Atropin-, Chinin-, Nicotinamaurose u. s. w. scheint zum Theil aus beträchtlicher Blutanhäufung des Gehirnes, zum Theil aus Lähmung der optischen Kraft hervorzugehen. Die Blutanhäufung in dem Hirne macht sich hierbei namentlich durch Täuschungen des Gesichts- und Gehörsinnes kenntlich in zahlreichem Gestaltensehen und dem Hören eines anhaltenden hellen Klingens; bei übermäfsiger Chininwirkung kommt zugleich öfters Prickeln in den Händen vor. — In den wenigen bisher beobachteten Fällen hat sich Blutentleerung durch Blutegel an Schläfe und Zitzenfortsatz vortheilhaft bewährt: wenn innerhalb weniger Tage nach der ersten Blutentleerung Besserung eingetreten ist, so kann die Vorhersage ziemlich günstig gestellt werden und die Blutentleerung würde zu wiederholen sein.

Unerklärte Fehler.

Unerklärte Fehler.

Es giebt viele Unterbrechungen des Gesichtskreises, deren anatomische Begründung nicht nachgewiesen ist; einige der hierher gehörigen Formen scheinen aus anatomischen Netzhautveränderungen durch Ermüdung hervorzugehen, wie z. B. die plötzliche Verdunkelung des Gesichtsfeldes bei angestrengtem Sehen. Solche Unterbrechungen gehen öfters völlig zurück, indefs nach langem Bestande bleiben sie gewöhnlich unverändert.

In dem Sehen falscher Farben — chromatopseadopsia — erscheinen auf dem Sehfelde Farben, welche nicht auf Sehgegenstände zu beziehen sind, dieselben bedecken den ganzen Sehraum, oder unterbrechen denselben. Dieser Fehler ist vorübergehend, oder bleibend und kann verschiedenen Ursachen zugeschrieben werden: derselbe könnte beruhen auf einer Zerlegung des Sonneslichtes durch Schleimtropfen an der Hornhaut, wodurch, wie durch ein Glasprisma, Regenbogenfarben entstehen, oder diese Sehstörung kann in Schwingungsfehlern der Netzhaut begründet sein, oder sie erscheint als Urtheilsfehler des Centralorganes.

Daltonismus, nach dem Optiker Dalton benannt, dessen Auge nur gelb und blau empfunden haben soll, würde darin bestehen, dafs nur einzelne Farben gesehen werden.

Das Unvermögen der Farbenunterscheidung — achromatopsia — soll zugleich meist mit Unterbrechung des Gesichtsfeldes verbunden sein und sowohl selbstständig und angeboren, als auch bei Trübungen der brechenden Augenmittel und bei Netzhautlähmung vorkommen.

Bewegung des Augapfels.

Augenmuskeln.

Der Augapfel wird von seinen Muskeln in der Augenhöhle nach allen Richtungen gedreht; Störungen dieser Bewegung werden hiernach hervorgehen aus Fehlern in dem Muskelbaue, in den Muskelnerven und in dem Raume, worin die Bewegung ausgeführt werden soll. — Aufserdem giebt es fehlerhafte Stellungen der Sehaxen, welche aus Sehstörungen, ins Besondere aus Trübungen der Hornhaut und aus Netzhautfehlern allmälig sich herausbilden. Das Schielen aus Sympathie entspringt in entfernten Gebieten. Augenmuskeln.

Sechs Muskeln, nämlich vier gerade und zwei schief laufende, bewegen den Augapfel. Der untere schiefe Muskel entspringt an der Leiste des Nasenfortsatzes vom Oberkiefer, geht unter dem unteren geraden Muskel, alsdann zwischen dem Augapfel und dem geraden äufseren Muskel her und heftet sich an die hintere äufsere Seite des Augapfels zwischen dem geraden äufseren und dem geraden oberen Muskel. Die übrigen fünf Augenmuskeln entspringen alle an dem gemeinschaftlichen Bande, welches angeheftet ist an der Rinne zwischen den hinteren Rändern der oberen Wurzeln der kleinen Keilbeinflügel und sich durch das Sehloch in die Augenhöhle erstreckt. Der obere schiefe Muskel verfolgt von hier aus den inneren oberen Augenhöhlenwinkel bis zur Rolle, hier verwandelt er sich in eine Sehne, welche durch die Rolle tritt und jetzt unter einem spitzen Winkel mit schiefer Richtung nach rückwärts und aufsen zu dem Augapfel läuft und an der hinteren oberen Seite des Augapfels sich befestiget, bedeckt von dem oberen geraden Augenmuskel. Die vier geraden Muskeln bestehen aus dem oberen, unteren, äufseren und inneren geraden Augenmuskel, sie gehen gerade nach vorwärts und befestigen sich am vorderen Umfange der harten Augenhaut.

Wirkungskreise und Kraftrichtung der Augenmuskeln. Die Schnelligkeit der Augenmuskelbewegung ist geringer (Volkmann) als die anderer Muskeln. — Die Muskeln des Menschenauges rollen den Augapfel um einen festen Drehpunkt, welcher 5,6‴ hinter der Hornhaut liegt, wo die Sehaxe und die Queraxe des Augapfels sich schneiden : Der gerade obere und der gerade untere Muskel dreht den Augapfel um seine Queraxe, der gerade innere und der gerade äufsere Muskel drehen denselben um seine senkrechte Axe. Jeder gerade Augenmuskel rollt nach seiner Seite hin den Augapfel, je zwei benachbarte gerade Augenmuskeln rollen denselben nach der mittleren Gegend zwischen sich. Beide schiefe Muskeln rollen den Apfel um dessen schiefe Axen, so dafs der untere schiefe um eine von oben und innen nach unten und aufsen gehende Diagonale und der obere schiefe um die entgegengesetzte rollt : Die Wirkung des oberen schiefen Augenmuskels stellt die Pupille nach aufsen und unten, der untere schiefe stellt dieselbe nach aufsen und oben; die vereinte Wirkung beider schiefen Muskeln kann hiernach beitragen zur Stellung der Pupille gerade nach aufsen in dem Querdurchmesser des Augapfels. — Die normale Richtung des Augapfels ist von der gesetzmäfsigen Zusammen- und Gegenwirkung seiner Muskeln abhängig. Die Nothwendigkeit für übereinstimmende Bewegung der Augen liegt in der Netzhaut; die Möglichkeit, dieser Nothwendigkeit zu entsprechen, kann in der Anordnung der Nerven für die Augenmuskeln gesucht werden.

Diese Muskeln sind quergestreift, sie erhalten ihre Nerven von dem 3., 4. und dem 6. Hirnnervenpaare. Das 3. Paar — n. oculomotorius — liefert die stärksten Augenmuskelnerven, dasselbe entspringt zu beiden Seiten der grofsen Hirnschenkel nahe der substantia perforata postica, und tritt durch die fiss. orb. sup. zu dem geraden oberen, dem geraden unteren, dem geraden inneren und dem schiefen unteren Augenmuskel. Nach Volkmann erhalten sämmtliche Augenmuskeln Zweige von dem 3. Nervenpaare. — Das 4. Paar — n. trochlearis — entspringt an der vorderen Hirnklappe, schlägt sich um die grofsen Hirnschenkel, gelangt durch die fiss. orb. sup. in die Augenhöhle, kreuzt sich mit dem Sehnerven und tritt zu dem oberen schiefen Augenmuskel. Das 6. Paar — n. abducens — entspringt zur Seite der Brücke und tritt durch die fiss. orb. sup. zu dem äufseren geraden Augenmuskel.

Pathologie der Bewegung des Augapfels. Schielen.

In dem Normalzustande schneiden sich die beiden Augenaxen in dem zu betrachtenden Gegenstande in einem Winkel, welcher um so stumpfer ist, je näher der Gegenstand liegt; dieser Winkel wird spitz, wenn der Gegenstand entfernter rückt; die Stellung der beiden Augenaxen nähert sich dem Parallelismus oder wird parallel in senkrechter Richtung zu den Augenpolen, wenn der Blick in das Unendliche fällt: Beim Schielen weichen die Augenachsen von dieser normalen Stellung ab, so dafs die Sehaxe eines Auges an dem zu betrachtenden Gegenstande vorbeischiefst. Es beruht diese Abweichung darin, dafs beim Fixiren ein Auge sich nicht einstellt, oder dafs beide Augen sich nicht in der nothwendigen Uebereinstimmung richten, mag es sein, dafs beide Augen, oder stets dasselbe Auge, oder bald das eine, bald das andere Auge fehlerhaft gestellt wird. — Zu deutlichem Einfachsehen mit zwei Augen ist die normale übereinstimmende Stellung ihrer Sehaxen nothwendig, nur so entsteht auf gleichen Stellen beider Netzhäute das zum Einklange nothwendige Bild, man nennt solche Netzhautstellen identisch oder congruent. Beim Schielen fallen die Bilder auf ungleichnamige Netzhautstellen in beiden Augen und beide Augen erhalten Bilder von verschiedenem Standpunkte. Hierdurch entsteht Doppeltsehen. Die Bildlage in dem schielenden Auge ist entfernter von dem optischen Mittelpunkte der Netzhaut, als in dem normal gestellten Auge, sie fällt also in Theile, welche normal weniger scharf empfinden. Das Bild wird undeutlicher gesehen, deshalb wird dasselbe von dem Kranken allmälig vernachlässiget und der Wahrnehmung entzogen, wodurch dasselbe als Doppelbild verschwindet; es wird indeſs durch Hinlenkung der Aufmerksamkeit so lange wieder erscheinen, bis die Netzhaut durch Gewebeveränderung unfähig geworden ist, dasselbe zu empfinden.

Beim Schielen beider Augen nach innen entsteht Kurzsichtigkeit, bei gemeinschaftlichem Schielen nach auſsen Fernsichtigkeit, offenbar in Folge eines Zusammenhanges dieser Stellungen mit der Accommodation, indem bei anhaltender Neigung beider Sehaxen nach innen stets für die Nähe accommodirt wird, und beim Schielen nach auſsen das Auge beständig für die Ferne sich einrichtet. Es erfolgt dies in Uebereinstimmung mit den Hergängen beim normalen Sehen in verschiedene Entfernung. — Das Schielauge wird nach einiger Zeit des Bestandes dieser Sehfehler in Ruhe gesetzt, wodurch seine Sehkraft immer mehr abnimmt und die Sehstörungen des Einäugigen eintreten, welcher nach den Gesetzen des Einfachsehens mit zwei Augen die Ansichten verschiedener Standpunkte und die sichere Beurtheilung der Raumverhältnisse nur dann erhält, wenn er sich fortbewegt, dagegen in der Ruhe dieselben nur wie in künstlicher Perspective sieht.

Es verhält sich dies ganz ähnlich wie bei der Beurtheilung z. B. einer Kugel durch gleichzeitiges Auflegen beider Hände auf beide Seiten derselben, gegenüber der Beurtheilung desselben Gegenstandes beim Auflegen einer Hand.

Besteht bei fehlerhafter Stellung der Augenaxen die Möglichkeit einer willkührlichen Bewegung der Augen, so nennt man die Form das bewegliche Schielen — strabismus —; ist dagegen diese Möglichkeit nicht vorhanden, so heifst die Form unveränderliches Schielen, Schiefstehen — luscitas —. Fallen die Verhältnisse der Form mit denen ihrer Bedingung unmittelbar zusammen, liegt die Schielform unmittelbar in dem Muskelbaue, so wird dieselbe gleichsam als Schatten ihrer Ursache betrachtet und strabismus concomitans genannt. Wenn Nervenkrankheiten das Gleichgewicht der Bewegung stören, so wird dasselbe als Lähmung — paralysis, paresis —, oder als Krampf — spasmus — des kranken Muskels bezeichnet. Nervenkrankheiten können ihrerseits Bauveränderungen, Verkürzung der Muskeln erzeugen, somit kann z. B. aus geheilten Paralysen strabismus concomitans hervorgehen. — Je nach der Richtung der abweichenden Augenaxe unterscheidet man das Schielen nach oben, unten u. s. w., meist bezeichnet man deren Stand nach innen als strabismus convergens, nach aufsen als strabismus divergens; zuweilen sind indefs einzelne Richtungsabweichungen gepaart, z. B. die wagerechte mit der schiefen durch Betheiligung des m. rectus super., oder des rect. inf. an der krankhaften Wirkung des m. internus oder des m. externus, — seltener durch Betheiligung der schiefen Augenmuskeln. Zur Diagnose benutzt man die Lage des Doppelbildes und den Unterschied in der Höhe beider Hornhäute.

Untersuchung des Schielens.

Zur umfassenden Erkenntnifs der Einzelform und des Schielgrades ist die genaueste Messung des Abweichungswinkels und die Feststellung der Lage des Doppelbildes, welche hieraus hervorgeht, unbedingt nothwendig. Hierauf stützt sich die Möglichkeit und die Art der Abhülfe des Schielens als Krankheit der Augenmuskeln und ihrer Nerven.

Wird das gesunde Auge bedeckt, so richtet sich die Sehaxe des Schielauges auf den Gesichtsgegenstand, sein Bewegungsgebiet ist hierbei verändert auf Seiten des kranken Muskels : beruht nämlich das Schielen in verkürztem Muskelbaue oder in fehlerhaft vorspringendem Ansatze seiner Sehne, so ist das Bewegungsgebiet nach Seiten dieses Muskels hin etwas enger; bei Schielen aus behinderter Innervation ist die Bahn auf Seiten des gelähmten Muskels länger als normal, in beiden Fällen behält die Summe der Bahnstrecken für die zwei Antagonisten ihren Normalwerth. — Hierbei wird das Schielauge in dem concomittirenden, oder Muskelschielen den Bewegungen des Fixirpunktes folgen, in Uebereinstimmung mit den associirten Bewegungen des gesunden Auges; in der Parese dagegen begleitet das kranke Auge höchst unvollständig die Associationsbewegung des gesunden. — Die Wirkung dieser associirten Bewegung des gesunden Auges ist die „secundäre Ablenkung“ (v. Graefe); die Gröfse der secundären Ablenkung ist im Allgemeinen fast gleich dem ursprünglichen Schielwinkel des muskelkranken Auges; dagegen viel beträchtlicher als der Schielwinkel in dem nervenkranken, gelähmten Auge. Es erklären sich diese Unterschiede aus der beziehungsweise geringeren Wirkung eines Nervenantriebes auf das gelähmte Bewegungsorgan; — umgekehrt treten bei krampfhaftem Schielen gröfsere Ablenkungen des gesunden Auges ein, indem bei dem eingeleiteten Fixirversuche der krankhafte Nervenreiz vermehrt wird.

Die Abweichungsgröfse der Sehaxen wird untersucht und bestimmt durch Messung der Schielwinkel oder mittelst eines einfachen Verfahrens nach v. Graefe durch lineare Bestimmungen : Man bringt die Augen des Kranken in die „mittlere Stellung“, indem man einen Gegenstand fixiren läfst, welcher auf einem Abstande von 6′—8′ in der Mittellinie und in der wagerechten Visirebene sich befindet, jetzt wird an dem unteren Lidrande des gesunden Auges ein Punkt in gerader Richtung von dem Hornhautcentrum bezeichnet, die symmetrische Punktstelle an dem unteren Lidrande des Schielauges durch Messung bestimmt und sodann die Punktlage unter dem Centrum der schielenden Hornhaut bemerkt. Der Abstand zwischen diesen beiden letzteren Punkten ist die lineare Gröfse der Ablenkung in der mittleren Stellung. — Ruete benutzt zur Messung des Schielwinkels ein Brett von 4′ Länge und 5″ Breite; an dem einen Ende befindet sich ein Ausschnitt, aus dessen Mitte durch die Länge des Brettes eine Linie läuft, welche in Zolle und halbe Zolle getheilt ist. Bei der Anwendung wird dieses Brett wagerecht gehalten, so dafs seine in Zolle getheilte Oberfläche in gleicher Höhe mit den unteren Lidrändern des Kranken liegt und sein Ausschnitt die Nase des Kranken umschliefst. In die getheilte Centrallinie wird eine Nadel in dem Nahepunkte des deutlichen Sehens und eine zweite Nadel einige Fufs weiter entfernt aufgestellt. Der Kranke betrachtet beide Nadeln abwechselnd, während der Beobachter an dem entgegengesetzten Ende des Brettes nach der Mitte der beiden Pupillen visirt. Die beiden Sehaxen gesunder Augen würden sich in einem Punkte der fixirten Nadel schneiden; — beim Schielen als Krankheit der Augenmuskeln oder der Augenmuskelnerven schiefst die Axe des Schielauges an der Nadel vorbei, so dafs sich beide Augenaxen vor oder hinter dem Gegenstande schneiden, oder parallel, selbst divergent stehen. Beim Schielen aus Sehstörungen wird nur das stärkere

Auge die Nadel fixiren, die Sehaxe des schwächeren schiefst hinter der Nadel vorbei. Der Winkel, unter welchem die verlängerten Augenaxen sich schneiden, sowie in anderen Fällen der Grad, in welchem dieselben auseinander weichen, kann nun durch einen Transporteur gemessen werden.

Behandlung durch Prismen. Die Behandlung des Schielens zerfällt in die Behandlung der Sehstörungen, welche daraus hervorgehen, und in die Behandlung der Bewegungsstörung, welche dem Schielen zu Grunde liegt. Die Kurzsichtigkeit sucht man durch Concav-, die Fernsichtigkeit durch Convexgläser auszugleichen. Die Doppelbilder sucht man durch Anwendung prismatischer Brillengläser zum Einfachsehen zu verschmelzen. Man wählt hierzu Prismen, deren Ableitungswinkel in geeignetem Verhältnisse zu den Graden des Abweichungswinkels der Sehaxe steht.

Das Prisma bewirkt für das Auge eine scheinbare Verschiebung der Gegenstände in der Richtung nach der brechenden Kante des Prismas hin. In diesem Sinne wird die Bildlage verändert, so dafs dieselbe in der Richtung nach der Grundfläche des Prismas gerückt wird.

In der Behandlung des Schielens als Bewegungsstörung bedient man sich des Prismas als eines orthopädischen Mittels. Um die Zusammenziehung in dem Antagonisten des Schielmuskels zu verstärken, benutzt man Prismen, deren Brechkraft nicht ausreicht zur Verschmelzung der Bilder, sondern nur eben genügt, eine starke Annäherung derselben zu bewirken. Diefs Verhältnifs stört nun das Sehen weit mehr, als eine mehr excentrische Lage der Doppelbilder. Der Kranke sucht also diese Lage wieder dahin zu bringen, wo dieselbe vorher sich befand. Diefs ist aber jetzt nach Zwischenkunft der prismatischen Ablenkung nur möglich durch willkührliche Vermehrung der Contraction des betreffenden Antagonisten, wodurch zugleich die Kraftwirkung des Schielmuskels verringert wird. Der brechende Winkel des Prismas wird genau nach dem Schielwinkel gewählt und zuvor die Grade der nothwendigen prismatischen Ablenkung aus dem Schielwinkel berechnet. Die gewöhnliche Stärke solcher Prismen beträgt $< 5^0$ bis $< 10^0$. — Uebungen in gröfseren Entfernungen strengen die Augen weniger an, als solche für die Nähe.

Die Schieloperation besteht in dem Sehnenschnitte und in der Abänderung des Ansatzpunktes — tenotomia oculi. — Dieffenbach und später Cunier schälten den blofsgelegten Muskel von der Sclera ab, Jaeger widerräth die Losschälung, Guérin und Velpeau operiren subconjunctival, v. Ammon von der äufseren Haut her. Alle diese Methoden durchschneiden die Längenausdehnung des Muskels und zum Theil die Tenon'sche Kapsel, hierdurch entsteht Verkürzung des Muskels mit unbestimmtem neuem Ansatzpunkte. Gegenwärtig durchschneidet man nach A. v. Graefe die Sehne dicht an ihrem Ansatz an der sclera, so dafs der Muskel dicht mit dem Augapfel in Berührung bleibt, und es kommt nun darauf an, die Gröfse der Verschiebung, also den neuen Ansatzpunkt, genau zu bestimmen, somit vorher die Wirkung der Operation zu berechnen. — Hieraus entspringt zugleich das Bedürfnifs, das Operationsverfahren den bestimmten Krankheitsformen anzupassen, aus welchen das Symptom des Schielens hervorgeht. Schieloperation.

Schielen als Muskelfehler, Muskelschielen — strabismus concomitans — ist hervorgegangen aus Verkürzung des Muskelbaues, oder aus vorspringendem Sehnenansatz. Die operative Behandlung hat also die Aufgabe, die Sehne zurückzulagern, ohne die Länge des Muskels zu beeinträchtigen. Die nothwendige Gröfse dieser

Rücklagerung ist gleich der Gröfse des Schielwinkels oder der linearen Ablenkung.

Der Instrumentenapparat besteht in einem bis zwei feinen Augenhäkchen, einer geknöpften Louis'schen Scheere, einem stumpfen Haken, einer gezahnten Pincette, Fäden und krummen Nadeln. Die Eröffnung der Lider geschieht mittelst eines Snowden'schen oder zweier anderer Lidhalter; zur Blutstillung benutzt man ein Stückchen Badeschwamm, welches man mittelst einer Pincette einführen kann. Die Vorbereitung besteht in dem Zubinden des nicht zu operirenden Auges des Kranken.

Die Operation selbst wird in zwei Zeiten ausgeführt :

I. Blofslegung des Muskels. Der Augapfel wird entblöfst, entweder, indem man die beiden Arme des beölten Snowden'schen Lidhalters einander genähert unter beide Lider schiebt und dieselben alsdann auseinander treten läfst, oder durch Einführung des Pellier'schen Lidhalters unter das obere und eines stumpfen Doppelhakens unter das untere Lid, welche man je einem Gehülfen übergiebt. Hierauf führt man das Häkchen in die Bindehaut nahe an dem Hornhautrande, übergiebt es einem Gehülfen und fafst mit dem zweiten Häkchen, dessen Spitze man in umgekehrter Richtung wie die des ersteren führt, — oder mittelst der gezahnten Pincette — die Bindehaut gegenüber in der Nähe des Augenwinkels oder an dem Uebergange zu den Lidern, spannt die gefafste Falte und durchschneidet dieselbe mit der Scheere, bis der Muskel blofsliegt.

II. Sehnenschnitt. Die Sehne wird mit dem kleinen stumpfen Haken — Schielhaken — gefafst und das feine Häkchen aus der Bindehaut abgelegt, hierauf löst man mit kleinen Scheerschnitten die Sehne dicht an ihrem Ansatze an der sclera los, indem man den Insertionstheil spannt und mittelst des Hakens von der Sclera hebelförmig abzieht.

Gleich nach der Operation ist der unmittelbare Erfolg zu prüfen, wobei in Anschlag zu bringen ist, dafs in dem Chloroformrausche die Augen etwas mehr divergiren, als sonst. Unter gewöhnlichen Verhältnissen weicht der Muskel bei Erwachsenen um 2''' zurück; bei Kindern um etwas mehr, $2\frac{1}{2}$'''—3''', bei Alten um etwas weniger, $1\frac{1}{2}$'''. — Bei sehr fibrösen Muskeln, welche sich in Zuckungen stofsweise zusammenziehen, ist die Verschiebung gegeringer, zuweilen = 0, wenn sich aufser der Sehne noch andere fibröse Fasern der Muskeln an den Augapfel heften. Die mittlere Gröfse der Rücklagerung (2''') kann man vermehren oder vermindern.

Den kleinsten Effect erreicht man durch partielle Tenotomie zu $\frac{3}{4}$ der Sehne. Verkleinerung des Quantums der Rücklagerung um 1''' erzielt man durch sehr kleinen Conjunctivalschnitt und möglichst geringe Losreifsung von Bindegewebe mit dem Schielhaken, ferner durch Anlegen der Conjunctivalnaht und durch ruhiges Verhalten der Augen nach der Operation, mit Vermeiden jedes Sehens nach der entgegengesetzten Seite.

Zur Vermehrung des Quantums der Rücklagerung empfiehlt v. Graefe einen senkrechten Conjunctivalschnitt und läfst nach einigen Stunden nach der Operation in entgegengesetzter Richtung sehen. Vermehrung um 2'''—4''' erzielt man durch wiederholte Rücklagerung zu verschiedenen Zeiten; oder durch seitliche Einschnitte der Tenon'schen Kapsel von oben und unten, oder parallel mit dem Muskel. Indefs sind diese weniger berechenbar und darum ist in einfachen Fällen eine zweite Operation auf dem gesunden Auge vorzuziehen, als orthopädisches Mittel, um ausgiebigere associirte Bewegungen in dem Schielauge einzuleiten. Man benutzt hierzu die partielle Tenotomie des betreffenden Antagonisten am gesunden Auge.

Bei ungenügender Kraft des Antagonisten — insufficientia —, das zu operirende Auge in die richtige Stellung zu bringen, sucht man die letztere künstlich herbeizuführen durch die Fadenoperation: Man nimmt einen Faden mit zwei Nadeln, führt die erste Nadel hart an der Sclera durch die Sehne und zur Seite wieder aus, die zweite Nadel führt man in derselben Weise durch die Sehne und an der anderen Seite derselben aus; alsdann knüpft man und kann nun das Auge mittelst des Fadens nach Durchschneidung des Schielmuskels dem Antagonisten entgegenrollen.

Das periodische Schielen tritt von Zeit zu Zeit unter gewissen Bedingungen des Sehactes ein und bildet meist den Vorläufer des anhaltenden Muskelschielens (Böhm). Man behandelt dasselbe orthopädisch durch prismatische Brillen, oder operativ durch partiellen Sehnenschnitt, oder durch totale Tenotomie, mit gröfster Beschränkung des Operationseffectes.

In dem Schielen als Nervenkrankheit, Nervenschielen, welches aus Lähmung — paralysis, paresis — hervorgeht, sucht die Schieloperation die Störung des Gleichgewichtes zu bessern, durch Vorlagerung des Ansatzes der Sehne des paralysirten Muskels: Man löst seine Insertion ab, führt durch seinen Antagonisten den Faden, löst den Ansatz dieses Antagonisten behufs geringerer Rücklagerung desselben, und giebt mittelst des Fadens dem Augapfel eine Stellung, in welcher sich der gelähmte Muskel dicht an den Hornhautrand anlagern und anwachsen kann. Das Auge erhält dann wieder Beweglichkeit.

Uebele Ereignisse während der Schieloperation

können bestehen in Krampf des Kreismuskels, welcher Entfernung des Lidhalters und einige Ruhe erfordert, allgemeine Krämpfe können die Operation unterbrechen; übrigens wird vor der Operation gewöhnlich chloroformirt. Nach Ausreifsen des einfachen Häkchens vertauscht man dasselbe mit dem Doppelhäkchen. Bei schwieriger Erreichbarkeit des Muskels mufs der Augapfel nach der entgegengesetzten Seite mittelst des Doppelhäkchens hinübergezogen werden.

Nach verunglücktem Erfolge der Schieloperation sucht die Nachoperation den in der ersten Tenotomie durchschnittenen Muskel auf, welcher sich nach aufsen von dem Augapfel zurückgezogen hat, fafst denselben mit dem Haken, und schält ihn los aus seinen Verbindungen. Um nun die Vorlagerung seines Ansatzpunktes zu bewirken, macht man an dem Antagonisten die Fadenoperation und giebt dem Augapfel die nothwendige Stellung. Aufserdem räth Gulz das Ausschneiden einer grofsen Bindehautfalte an der Seite des Antagonisten, mit Knopfnaht. Bei Vorfall des Augapfels — exophthalmos — empfiehlt Cunier Verkürzung der Bindehaut an der Operationsstelle und Vereinigung der Ränder durch Knopfnaht — Bauden's Verengerung der Lidspalte.

Die Nachbehandlung beginnt sogleich mit Erhaltung der normalen Stellung des Auges und verdeckt defshalb dicht das gesunde Auge. Das operirte Auge wird mit kalten Aufschlägen belegt, bei Schmerzen Blutegel gesetzt. — Während des Heilprocesses können die erforderlichen Wendungen der Sehaxe durch Benutzung von Schielbrillen unterhalten werden.

Prognose. Im Allgemeinen ist die Aussicht auf richtige Einstellung am günstigsten in frischen Fällen mit kräftigem Sehvermögen, daher namentlich bei Kindern. Die doppelseitige Schieloperation hat unter sonst gleichen Umständen bessere Erfolge, als die einseitige; geringer Schielwinkel bessere, als hochgradiger. — Beträchtliche Veränderungen des Muskelgewebes erlauben nur geringe Besserung : das paralytische Schielen wird selten gebessert; Entartungen des Netzhautgewebes und der Hornhaut weisen die Operation ab; bei gleichzeitiger Linsentrübung wird das Schielen vor der Staaroperation behandelt. Die operative Behandlung des Schielens soll erst dann angewendet werden, wenn die Möglichkeit einer Heilung durch andere Kurarten ausgeschlossen ist.

Krampf.

Krampf. Die ungeregelte Muskelbewegung nennt man Krampf. Findet diese Erscheinung in einer bestimmten Kraftrichtung statt, so nennt man dieselbe tonischen Krampf — spasmus tonicus, tetanus; — springt dagegen die ungeregelte Muskelbewegung in verschiedenen Kraftrichtungen um, so nennt man dieselbe clonischen Krampf — spasmus clonicus, convulsio —; tritt die Erscheinung in Form von unstäten Muskelschwingungen auf, so heifst sie spasmus agitans, tremor.

Der tonische Krampf eines Augenmuskels veranlafst das krampfhafte Schiefstehen — luscitas spastica, strabismus spasticus —, dabei ist meist das Sehfeld verschleiert, so dafs das Doppelbild nicht wahrgenommen wird, die Bindehaut ist geröthet, das Auge thränt und ist lichtscheu, oft besteht zugleich heftiger Schmerz. Zuweilen ist die Pupille verengt, in Folge von gleichzeitigen Krämpfen der Irisäste des n. oculimotorius. Der tonische Krampf aller Augenmuskeln — ophthalmospasmus, tetanus oculi — stellt den Augapfel starr, gerade aus, und verengt die Pupille. Das Sehen ist fast völlig unterdrückt. Uebrigens ist der Gesammtaugapfelkrampf selten.

Der tonische Augenmuskelkrampf entsteht durch Erkältung, Verwundung, ferner als Theilerscheinung allgemeiner Krämpfe und im Gefolge von Hirnkrankheiten, namentlich von Hydrocephalus.

Die Erkältungsfälle werden vorzugsweise durch Vesicantien mit anderweiter Anwendung des Morphiums; der Wundkrampf nur mit kalten Aufschlägen und örtlicher Blutentleerung behandelt. Bei Erfolglosigkeit dieser Mittel empfiehlt man narcotica und alterantia, ins Besondere Morphium und schwefelsaures Zinkoxyd oder Höllenstein, und in dem Schielen in Folge von Krampf den Sehnenschnitt mit vorsichtiger Rücklagerung.

Die Schwingungen des Augapfels — hippus, nystagmus bulbi — bestehen in regellosen hüpfenden Bewegungen des Augapfels mit oder ohne Schielen, Blinzeln. Hierbei erscheinen dem Kranken ruhende Gegenstände in Bewegung, bis etwa Gewohnheit das Urtheil hierüber regelt. Die Form ist einfach als Nervenkrankheit der Augenmuskeln vorhanden, oder in Verbindung mit Fehlern der Netzhaut oder der optischen Kraft, zuweilen begleiten sie Lichtscheue und Entzündungen des Auges. Solche unstäte Bewegungen gesellen sich immer zu der angeborenen Linsentrübung, häufig zu Hornhauttrübungen junger Kinder und überdauern alsdann in gewissem Grade diese Trübungen der brechenden Mittel. Im Allgemeinen wird das Uebel gar nicht, oder nur wenig gebessert. Gegen die einfachen Fälle gebraucht man kräftige Ernährung und Eisenmittel, ins Besondere Stahlbäder.

Der Bewegungsmangel in Folge von Unterbrechung des Nerveneinflusses erscheint als ungenügende Wirkung — insufficientia — oder als völlige Unthätigkeit — paresis, paralysis — der Muskeln. Lähmung.

Aus Lähmung eines Augenmuskels entspringt das

Symptom des Schielens in der Kraftrichtung des Antagonisten — luscitas paralytica.

Aus Lähmung aller Augenmuskeln geht aufser Unbeweglichkeit das Vorfallen des Augapfels nach vorn — ophthalmoptosis, prolapsus bulbi paralyticus — hervor. Zugleich ist die Pupille unbeweglich, erweitert, und das obere Augenlid nach unten vorgefallen — ophthalmoptosis. — Das Auge ist glanzlos, die Sehkraft erloschen. Bei Ausschlufs des Abducens und Trochlearis ist die Augenaxe nach aufsen und unten gestellt; die übrigen Beweglichkeitsstörungen bleiben, da der Oculimotorius aufser den 3 graden und dem unteren schiefen Augenmuskel zugleich den Verengerer der Pupille und den Aufhebemuskel des oberen Lides besorgt.

Peripherische oder centrale Veränderungen können diesen Lähmungen zu Grunde liegen. Die häufigsten äufseren Einflüsse bestehen in Erkältungen und Verletzungen.

Gegen rheumatische Lähmung hat sich namentlich der lange fortgesetzte Gebrauch von Vesicatorien in der Umgebung des Auges vortheilhaft erwiesen, derselbe kann zwischendurch mit endermatischer Anwendung von Strychnin verbunden werden. — Nach Unzulänglichkeit anderweiter Methoden könnte in der Einzellähmung die operative Behandlung stattfinden durch Vorlagerung des Ansatzes der gelähmten Sehne und Rücklagerung des Antagonisten.

Lager des Augapfels.

Die Augenhöhle — orbita — stellt eine Gelenkpfanne dar, in welcher der Augapfel durch seine Muskel gedreht wird; von hier können somit Bewegungsstörungen des Augapfels ausgehen. Die Augenhöhle wird von Schädelknochen gebildet, sie sind überkleidet von einer Fortsetzung der harten Hirnhaut — periorbita, — welche durch Knochenspalten und durch das Loch für den Sehnerven eindringt. Die Höhle bildet eine vierseitige Pyramide, deren Grundfläche nach vorn und aufsen liegt und offen ist, deren Spitze nach innen und rückwärts liegt, so dafs die Axen beider Augenhöhlen unter $> 45^0$ auf dem Türkensattel sich schneiden würden; ihre Tiefe beträgt 1″ bis 2″. In dieser Höhle liegt der Augapfel mit seinen sechs Muskeln und ist in seinem gröfseren hinteren Abschnitte von einem starken Fettpolster umschlossen. Man unterscheidet an der knöchernen Augenhöhle den oberen, unteren, äufseren und inneren Rand, welche die Oeffnung — Basis — der Pyramide einschliefsen. Diese Oeffnung ist nicht völlig kreisrund, ihr Querdurchmesser beträgt 16‴, ihr Höhendurchmesser 15‴ : Der untere Rand wird durch Jochbein und Oberkiefer gebildet, der obere durch Stirnbein; an demselben befindet sich das Stirnloch für den Stirnnerven und die Rollgrube für die Rolle des oberen schiefen Augenmuskels. Der äufsere Rand wird durch Stirn- und Jochbein gebildet, der innere durch Stirnbein und Oberkiefer, an dem inneren Rand findet sich ein Theil der Thränengrube für den Thränensack, welche in den Thränenausgang führt. — Die untere Seitenwand der Höhle wird durch Oberkiefer-, Joch- und Gaumenbein zusammengesetzt : In dem Oberkiefertheile ist die Mündung des unteren Augenhöhlenkanales, durch welchen der untere Augenhöhlennerv vom zweiten Aste des Trigeminus tritt, ohne sich an die Augentheile zu verzweigen. Die äufsere Wand wird aus den grofsen Keilbeinflügeln und aus dem Stirn- und Jochbein aufgebaut : in derselben ist das for. orb. zygom., welches aus der Augenhöhle in die Jochgrube führt und den Hautzweig vom zweiten Aste der trigem. durchläfst. Die obere Wand besteht aus dem Stirnbeine und den kleinen Keilbeinflügeln : in dem Keilbeintheile ist das for. optic., welches in die Spitze der Pyramide fällt und den Sehnerven mit seiner Scheide und der Augenarterie nebst einigen Fäden des sympathischen Nerven einläfst. Die innere Wand wird von dem Thränenbeine und der Papierplatte des Siebbeines zusammengesetzt : in derselben ist das vordere und hintere Siebbeinloch, zum Durchtritte von nervus und arteria nasoorbitalis. — Zwischen der unteren und äufseren Wand ist der untere Augenhöhlenspalt zur Verbindung mit der Keilbeingaumengrube; durch diesen Spalt tritt der untere Augenhöhlennerv, der Hautast vom zweiten Aste des trigeminus und die vena ophthalmico-facialis. An dem Zusammenstofse der äufseren und oberen Wand ist die Vertiefung für die Thränendrüse und weiter rückwärts der obere Augenhöhlenspalt, durch welche das 3., 4., 6. Hirnnervenpaar herein, der Augenhöhlenast des trigeminus, die vordere Hirnhautarterie und der sinus ophthalmicus heraustreten.

Untersuchung der Augenhöhle.

Unter-suchung.

Aus der Stellung und Beweglichkeit des Augapfels sucht man den Sitz, durch Betastung die Beschaffenheit von Krankheiten der Augenhöhle zu erkennen; zum Touchiren hinter dem Augapfel führt man den Finger zwischen Augapfel und Augenlid. Der Höhlenraum wird verengt durch Knochenauswüchse ihrer Wandungen, durch

Geschwülste des einfachen Bindegewebes und des Fettgewebes der Höhle, oder durch Geschwülste in den Nachbarhöhlen, ins Besondere der Hyghmorshöhle, Schädel- oder Stirnhöhle.

Entzündung der Augenhöhle — orbititis, phlegmone orbitae —.

Diese Bezeichnung umfafst einen acut-pathologischen Ernährungshergang — Entzündung — verschiedener Gebilde in der Augenhöhle, namentlich der Beinhaut — periorbititis —, der Venen — ophthalmophlebitis —, des Bindegewebes — orbititis telae cellulosae — und der Augenmuskeln — ophthalmomyitis —.

Im Allgemeinen lassen folgende Erscheinungen auf Entzündung von Gebilden der Augenhöhle schliefsen : Schmerz in der Höhle mit Röthung der Augapfelbindehaut, Empfindlichkeit und Schwerbeweglichkeit des Augapfels mit Vordrängen desselben — exophthalmos —. In Folge dieses Verschiebens entstehen Zerrungen, Druck des Augapfels und dadurch zugleich Ernährungs- und Functionsstörungen seiner einzelnen Gebilde. Es entsteht Funkensehen, Beeinträchtigung bis zum völligen Verluste der Sehkraft, Trübung der Linse; häufig bildet sich Entzündung des Gesammtaugapfels, der Hirnhäute, der Thränendrüse heraus. Entwickelt sich Eiter in der Tiefe der Augenhöhle, so tritt der Augapfel stark vor, es entstehen Frostanfälle und Irresein, welche auf Eitervergiftung schliefsen lassen. Am äufseren Umfange des Augapfels bildet sich eine blaurothe schwappende Geschwulst, welche dann seitlich verschiebt und an der Bindehaut oder nach Durchbohrung des Lides aufbricht. Ist zugleich caries oder necrose vorhanden, so fühlt man den entblöfsten Knochen, es fliefst Knocheneiter aus, die Fistelöffnung wird schwielig oder schwammig.

Diese Formen entstehen nach Quetschungen, Schnittwunden, durch fremde Körper, Erkältung und in Puerperalfiebern.

Die Aussicht auf Wiederherstellung hängt von der Entstehungsweise und dem Grade der Krankheit ab. Im Allgemeinen werden längere Dauer und höhere Grade Sehstörungen herbeiführen. — Ophthalmophlebitis oder Eitersenkung oder Eiterbildung in dem Hirn lassen tödtlichen Ausgang befürchten. Sie werden angedeutet durch Ohnmachtanfälle beim Aufrechtsitzen, Erbrechen, Verlangsamung der Pulsschläge, Krampf- oder Lähmungszufälle mit Bewufstlosigkeit.

In dem Beginne des Uebels sind hohe Kopflage, kalte Aufschläge, Beschattung des Zimmers, Calomel und Einwirkung von Quecksilbersalbe zu empfehlen. Der Abscefs ist frühzeitig zu eröffnen, das Geschwür einfach zu verbinden und bei fortdauernder Neigung mit lauen Aufschlägen, spec. emoll., bei Schlaffheit mit spec. arom. zu belegen. Bei gleichzeitiger caries oder necrose erweitert man die Oeffnung, führt einige Charpiefäden zur kranken Knochenstelle; lose Knochenstückchen werden ausgezogen und der allgemeine Kraftzustand durch Nahrung, Eisen, Chinin gestärkt. Der Verband wird täglich 2—3 Mal erneuert. Zurückbleibende Verhärtung des Bindegewebes und der Beinhaut der Augenhöhle werden sehr zweckmäfsig durch sanften, methodischen, verstärkten Druck mittelst Compressen und Binden behandelt. — Fremde Körper werden ausgezogen, die Verletzung mit kalten Aufschlägen, Blutegeln und leichtem Compressivverbande behandelt.

Geschwülste.

Geschwülste. Am häufigsten kommen in der Augenhöhle Balggeschwülste und Wasserblasen vor, nächst diesen Fett- und Knochengewülste, seltener der Krebs und die Melanose.

— Alle Geschwulstformen in der Augenhöhle drängen den Augapfel vor — Exophthalmos — in der von dem Sitze derselben ausgehenden Richtung und veranlassen hierdurch zugleich Doppeltsehen. Diese Ortsveränderung des Augapfels kann mit oder ohne gleichzeitige Entzündung desselben geschehen, durch zunehmendes Vordrängen entstehen jedenfalls Gewebeentartungen der Augapfelgebilde, am frühesten der Netzhaut mit Amaurose und der Linse, unter Bildung von grauem Staare. Uebrigens sind Fälle von Vordrängen bis zu 1″—1¼″ beobachtet, worin das Auge nur hyperpresbyopisch geworden war, in Folge der Formveränderung durch Abplattung von hinten nach vorne, die Sehschärfe dagegen erhalten war. Man sucht die Geschwulst als solche auszurotten, führt alsdann einige Charpiefäden ein und legt einen leichten Compressivverband an. Zurückbleibende Geschwulsttheile werden geätzt. Eine Störung der Beweglichkeit bleibt meist in Folge von entzündlicher Veränderung des Muskelbaues zurück. Die gänzliche Ausrottung des Augapfels ist angezeigt bei allen Entartungen desselben oder der Augenhöhle, welche dem Leben gefährlich sind, oder durch Rückwirkung auf das Hirn gefährlich zu werden drohen, oder sympathische Erblindung des anderen Auges befürchten lassen, nicht in anderer Weise zu beseitigen sind und durch deren vollkommene Entfernung die Lebensgefahr verschwindet: ins Besondere bei Muskelzerreifsung mit unvermeidlichem Zutritte von Brand, bei Krebs, Balg- und Fettgeschwülsten, welche tief in der Augenhöhle sitzen; bei Bindehautkrebs, welcher in die Augenhöhle vorschreitet, bei hochgradigem hydrophthalmos posterior, Blutgefäfsgeschwulst — cirsophthalmos — chronische iridochoroïditis, glaucoma u. s. w.

Man kann die Ausrottungsweise des Augapfels in das ältere und in das neuere Operationsverfahren unterscheiden. Ausrottung des Augapfels.

Das ältere Verfahren entfernt den Augapfel sammt Muskeln und Polster; das neuere dagegen entkapselt denselben aus der Tenon'schen Hülle. — Beide Operationen geschehen mit Hülfe der Chloroformnarcose. Zu beiden bedürfen wir Lidhalter, einen spitzen Haken, Cooper's Scheere und vier Gehülfen; hierzu kommt für das ältere Verfahren ein spitzes Skalpell, für das neuere eine Pincette. Aufserdem ist vorräthig zu halten : kaltes Wasser, eine Wundspritze, blutstillende Arzneimittel und Charpiepfröpfe. Das ältere Verfahren zur Ausrottung des Augapfels wird in drei Zeiten ausgeführt.

I. Entblöfsung, Anhaken des Augapfels und Trennung von dem unteren Lide und von den Gebilden am unteren Augenhöhlenrande. Die Entblöfsung geschieht mit den Lidhaltern, und wenn diese nicht ausreicht, zugleich durch Spaltung der äufseren Lid-Commissur mit dem Skalpelle. Der Augapfel wird mittelst des Hakens, welchen die linke Hand hält, festgehakt; darauf erfafst die rechte Hand das Skalpell, stöfst dasselbe $1/2''$ tief in die Augenhöhle zwischen dem Augapfel und dem unteren Lide an dem inneren Augenwinkel, so dafs die Schneide gegen die Schläfengegend gerichtet ist und führt den Schnitt längs des unteren Augenhöhlenrandes. — Die Blutung wird durch Einspritzen von kaltem Wasser gestillt oder gemäfsiget.

II. Trennung des Augapfels aus seinen übrigen Verbindungen. Man vertauscht das Skalpell gegen die Cooper'sche Scheere, zieht den Augapfel in die Höhe, dringt mit der geöffneten Scheere unter dem Apfel in die Augenhöhle und trennt mit einem kräftigen Zuschlage der Scheerenblätter den Sehnerv. Hierauf werden mit der Scheere in ähnlicher Weise die Verbindungen des Augapfels an der äufseren, alsdann die an der oberen und zuletzt die an der inneren Wand getrennt, der Augapfel herausgehoben und die Blutung gestillt. — Bei bedeutender Vergröfserung der Augapfelgeschwulst benutzt man anstatt der Scheere das spitze Skalpell, oder das auf die Fläche gebogene Leber'sche Messer und verrichtet die Ausrottung mittelst zweier Bogenschnitte, oder einem Kreischnitte, welchen man in der Richtung und Form der Augenhöhle führt.

III. Untersuchung der Augenhöhle und nachträgliche Ausrottung zurückgebliebener Geschwulsttheile an der Thränendrüse, an dem Sehnerven, an den übrigen Weichtheilen und an den Knochen der Augenhöhle.

Entkapselung des Augapfels.

Das neuere Verfahren, die Entkapselung des Augapfels aus der Tenon'schen Membran, ist von O'Ferral 1841, von Bonnet 1842 vorgeschlagen und ausgeführt und seitdem gewöhnlich als Methode von Bonnet beschrieben. Dieselbe wird in zweifacher Weise geübt. Das eine dieser Verfahren wird in drei Zeiten ausgeführt :

I. Trennung der Bindehaut : Nach Eröffnung der Augenlider durch Lidhalter trennt man die Bindehaut nahe an der Hornhaut ringsum mittelst einer gekrümmten Scheere.

II. Trennung der Sehnenansätze der geraden Augenmuskeln.

III. Trennung des Augapfels von seinen übrigen Verbindungen : Ein spitzer Haken wird in Hornhaut und Sclera gesetzt, hierdurch der Augapfel nach aufsen gezogen (luxirt), sodann führt man die gekrümmte Scheere, deren Hohlseite nach dem Augapfel gerichtet, an der Innenseite desselben ein, durchschneidet den Sehnerven und trennt die Sehnenansätze der beiden schiefen Augenmuskeln nebst den noch übrigen Nerven- und Gefäfsverbindungen des Augapfels.

Die zweite Verfahrungsweise der Entkapselung verschmilzt das erste und zweite Moment der ersteren und durchschneidet die Sehnenansätze der geraden Augenmuskeln in einer bestimmten Reihenfolge : Nach Eröffnung der Augenlider wird mit der Bindehaut zugleich die Sehne eines geraden Augenmuskels mittelst der Scheere durchschnitten; Arlt beginnt die Reihe mit dem äufseren, Andere mit dem inneren geraden Augenmuskel. Hierauf schiebt man den hinteren Scheerenarm unter der Tenon'schen Kapsel zu der Ansatzstelle des oberen geraden Augenmuskels, trennt dieselbe und verfährt alsdann ebenso der Reihe nach mit den beiden übrigen geraden Augenmuskeln.

Werthunterschied zwischen dem älteren und dem neueren Ausrottungsverfahren.

Die Entkapselung verdient den Vorzug vor dem älteren Verfahren wegen geringerer Verwundung und wegen Belassung eines passenden Stumpfes für das künstliche Auge, durch dessen Einlegung weiterhin die Lidmuskeln mit ihrer Thätigkeit erhalten, das Einstülpen der Lider verhütet und die Verschiebung des Gesichtsskelettes verzögert wird.

Verband : Die Lidspalte wird mit Heftpflasterstreifen möglichst geschlossen und leicht comprimirt. Man räth : die Augenhöhle nicht mit Charpie auszufüllen; bei etwaiger Nachblutung würde man die Blutgerinnsel am besten tamponiren; dagegen führen Charpiepfröpfe meist tiefergreifende Eiterung herbei.

Nachbehandlung. Die Operationsgegend wird mit kalten Aufschlägen belegt, der Kranke beobachte Ruhe und Rückenlage; heftige Schmerzen können durch örtliche Blutentleerungen erleichtert werden. In der Eiterung mufs sofort der Abflufs des Eiters durch Seitenlage und zeitweises Ausspritzen der Höhle begünstiget werden; die kalten Belege werden jetzt gegen lauwarme Breiaufschläge vertauscht.

Entwickelungsgeschichte des Augapfels.

Die Entwickelung des Augapfels geht aus dem oberen Keimblatte hervor. Die primitiven Augenblasen sind Auswüchse des Medullarrohrs, sie enthalten den Halbkanal der Sehnervenanlage, welcher an dem vorderen Abschnitte endet. Diese Blasen sind einfach, werden aber in die secundären, doppelwandigen Augenblasen umgewandelt, durch Einstülpung der Linse von aufsen (Huschke). Diese Einstülpung geht von dem peripherischen Theile — Horntheil — des oberen Keimblattes aus, welcher später auch den Epidermisüberzug der äufseren Haut liefert (Remak). Der Horntheil verdickt sich nämlich an der Stelle, an welcher derselbe die äufseren Flächen der Augenblasen überzieht, zu einer dickwandigen Hohlkugelform mit nach hinten gerichtetem Scheitel; dieser Körper drängt den vorderen Abschnitt der primitiven Augenblasenwand vor sich her, stülpt denselben in den Blasenraum herein und bildet durch diese Einstülpung die secundäre Augenblase; mittlerweile verschwindet die Wand der primitiven. An dem Eingange zu der secundären Augenblase schnürt sich jene Hohlkugel von dem Hornblatte ab und wird zur Krystalllinse. Der Eingang zeigt einen Spalt, welcher die bei der Einstülpung mitgeführte Halbrinne der Sehnervenanlage ist. Die Eingangsstelle selbst wird später zur Pupille, der Spalt verwächst gewöhnlich sogleich. — In der Höhle der secundären Augenblase um die Linse entsteht der Glaskörper. — Die innere Schicht der secundären Augenblasenwand entwickelt sich zur Netzhaut. — An der äufseren Fläche der Blasenwand zeigt sich ein Anflug von schwarzem Pigmente als Anlage der Traubenhaut (Ader- und Regenbogenhaut), welcher sich rasch zu häutiger Ausbreitung entwickelt. — Die harte Haut — sclera — wird als dünne Schicht aus einer durchsichtigen, farblosen Masse angelegt, welche von aufsen die Aderhaut bedeckt. — Die Hornhaut ist eine spätere Bildung (Remak); sie geht aus der Verschmelzung des vorderen Endes der Sclera mit dem Horntheile — epithelium — hervor.

Bildungsfehler.

Man unterscheidet eine fehlerhafte Krümmung der Kugelgestalt des Augapfels, wonach die Wölbung nach vorn und hinten, oder seitlich krankhaft vermehrt erscheint. In dem ersten Falle entsteht das Glotzauge — bulbus promineus — in dem zweiten das flache Auge — bulbus applanatus —. Die nach vorn und hinten vorspringende Wölbung bedingt allzustarke optische Kraft; reicht nun das Anpassungsvermögen nicht hin, um dieses pathologische Verhältnifs auszugleichen, so ist das Auge kurzsichtig, indem die Bildpunkte ferner Gegenstände vor die Netzhaut fallen. — Die seitlich vermehrte Krümmung der Augenkugel dagegen bedingt allzuschwache optische Kraft und bei ungenügendem Anpassungsvermögen Weitsichtigkeit, indem die Bildpunkte naher Gegenstände hinter die Netzhaut fallen würden.

In dem Zwergauge — microphthalmos — sind alle Augengebilde, welche sich in dem Hohlraume und an der Wand der secundären Augenblase hervorbilden sollen, auf einer früheren Entwickelungsstufe zurückgeblieben, gehemmt. Die Einstülpung der secundären Augenblase erreicht oft nicht die Eintrittsstelle des Sehnerven in die Augenhöhle, der Abstand ist alsdann durch Bindegewebe pathologisch ausgefüllt; ebenso öfters der Abstand der Linse von der Hornhaut, die Linse ist fast immer trüb, die Pupille weit, buchtig, oder gespalten, der Sehnerv dünn, schlauchförmig, die Hornhaut flach, verkümmert, undurchsichtig. Das Zwergauge ist oft verbunden mit Wasserkopf und Hemmungsbildungen der Knochenanlage unter der Form des Rhachitismus, mit Drüsenkrankheiten, besonders Gekrösdrüsenatrophie. Die Verkümmerung des Augenbaues kommt erblich vor und bessert sich manchmal durch Nachwuchs nach der Geburt.

Das Einauge — monophthalmos — ist gewöhnlich verbunden mit Hemicephalie, so dafs die Hirnhälfte der Seite mangelhaft ist, an welcher die Augenentwickelung fehlt, woraus auf unvollkommene Anlage des Medullarrohres, ins Besondere der Hirnblasenbildung aus demselben, beziehungsweise der primitiven Augenblase zu schliefsen ist.

Das Stirnauge — cyclophthalmos — enthält Theile eines zweiten Auges in derselben Augenhöhle. Die beiden primitiven Augenblasen liegen normal in den ersten Tagen des Embryolebens dicht zusammen; es ist wahrscheinlich, dafs dem Cyclopenauge eine Hemmungsbildung durch Verharren in dieser Lage zu Grunde liegt.

Augapfelgebilde.

Wir entnehmen die Reihenfolge zur pathologischen Untersuchung der einzelnen Gebilde des Augapfels aus der Entwickelungsgeschichte derselben, so dafs die Krystalllinse den Ausgangspunkt bildet, woran der Glaskörper, die Netzhaut, die Traubenhaut, die harte Haut und endlich die Hornhaut sich anschliefst.

Krystallkörper.

Die Linse in dem Menschenauge ist vollkommen durchsichtig und biconvex, sie ist aufgebaut aus langen, platten, sehr blassen Fasern mit sechseckigem Querschnitte und leicht gezähnelten Rändern; — jede Faser erscheint als eine in zwei entgegengesetzten Richtungen ausgewachsene Zelle. Durchschnittlich sind dieselben 0,006^{mm} breit, 0,002^{mm} dick. Die Linsenfasern am Umfange der Linse sind breiter als die weiter in dem Inneren derselben gelegenen Fasern. Im Allgemeinen sind dieselben in dichten Schichten geordnet und laufen wie Meridiane von allen Seiten her um den Halbmesser der Linse, enden aber in der Nähe der Linsenmitte und stellen die Curven — vortices — der Linse dar. Die Fasern enden hier mit verbreiterten Endstücken an einer feinkörnigen, oder homogenen Masse, welche sich durch die ganze Dicke der Linse erstreckt und eine Sternform bildet. — Die Linse wird eng umschlossen von einer Hülle, Linsenkapsel. Diese ist wasserhell, structurlos, an der Innenfläche ihrer vorderen Hälfte liegt eine einfache Epitheldecke. Die Dicke der vorderen Kapselwand beträgt 0,008—0,019^{mm}, die hintere Wand ist etwas dünner und mit der Hülle des Glaskörpers verwachsen. Beim Anstechen der Linsenkapsel aus dem Auge einer Leiche quillt eine Flüssigkeit mit Epithelzellen hervor, welche liquor Morgagni heifst und Leichenerscheinung ist. Die Linse und ihre Kapsel sind gefäfslos; ihre Ernährungsbedingungen werden in endosmotischer Durchtränkung mit Kammerwasser angenommen. Das specifische Gewicht der Linse beträgt nach Chenevix 1,079, ihr chemischer Bau besteht aus viel Eiweifs, den Blutsalzen und etwas Eisen. — Die Linsenmasse des Menschen besitzt doppeltbrechende Eigenschaften (Valentin) und ist mithin im Stande, gewöhnliches Licht in polarisirtes umzuwandeln, sie liefert unter gewissen Bedingungen das Schattenkreuz und die Newton'schen Farbenringe. Die Eigenschaft der doppelten Lichtbrechung ist an der getrübten Linse, namentlich an dem Weingeistpräparate, deutlicher als an der durchsichtigen Linse.

Krystallkörperfehler.

Die Untersuchung und Abhülfe der Fehler des Krystallkörpers bezieht sich auf die Oberfläche, den symmetrischen Bau, die Gröfse, die Stellung, die Verbindung und die Durchsichtigkeit desselben. Die Fehler der letzteren werden als Trübungen unter der Bezeichnung „grauer Staar — cataracta“ — zusammengefafst. — Alle Linsenfehler stören in verschiedener Weise und in verschiedenem Grade das Sehen, ohne indefs die Lichtempfindung völlig zu unterdrücken.

Unebenheit.

Die Normaloberfläche des Linsensystems ist vollkommen glatt; sie kann uneben werden durch theilweise Wucherung, Eiterbildung, Verkalkung, Narbenbildung an derselben. Alle die hieraus hervorgehenden Erhöhungen oder Vertiefungen können durchsichtig oder undurchsichtig sein. Die undurchsichtigen bedingen entoptische Erscheinungen; die durchsichtigen das Mehrfachsehen mit einem Auge — diplopia monocularis — in Folge von Zerstreuungsbildern durch unregelmäfsige Brechung —. Sie sind meist unverbesserlich.

Asymmetrie.

In dem normalsichtigen Auge stellt sich die Asymmetrie so, dafs das Auge in horizontaler Richtung 1″—2″ kurzsichtiger ist als in verticaler (Ruete). Betrüge dieser Unterschied mehr, so könnte die Asymmetrie als krankhaft zu bezeichnen sein. Zur Messung eignet sich der Volkmann'sche Optometer, das Auge bedarf also nur in der horizontalen Richtung einer Nachhülfe; hierzu empfiehlt Ruete Brillen, welche auf der einen Seite sphärisch, auf der anderen cylindrisch geschliffen sind. Hierbei gehen Strahlen in verticaler Richtung durch parallele Flächen, werden also nicht verändert; dagegen fallen die Strahlen in horizontaler Richtung auf eine gerade Ebene und auf eine Kugelfläche und zwar unter verschiedenen Winkeln, sie werden hier nach aufsen abgelenkt, für das Auge divergent gemacht, wie durch eine Concavlinse in dieser Richtung.

Vergröfserung. Die Gröfse des Krystallkörpers kann krankhaft vermehrt sein, aufgebläht durch einfache Quellung und Staarbildung in Folge von Verwundung — cataracta traumatica — indem hierdurch das Kammerwasser Zutritt zur Linse erhält, ohne vorher den Bedingungen des endosmotischen Stromes in der Linsenkapsel unterworfen zu sein. Die Linsenaufblähung kann ferner veranlafst werden durch Einlagerung, Infiltrat krankhafter Massen. — Sie entsteht meist nach Staaroperationen mit Belassung der Staarlinse in dem Auge, ferner überhaupt durch Verletzungen, Eindringen fremder Körper. Bei jüngeren Individuen wird die Linse bei der Durchtränkung gewöhnlich zugleich in ihrer ganzen Dicke erweicht; in dem männlichen und höheren Alter dagegen bleibt meist der Kern hart, während durch eine Quellung und Erweichung der Rinde dem Auge bereits Gefahr droht : Der Augapfel ist nämlich hierbei hart, der vordere Kammerraum flacher, die hintere Augenkammer verkleinert, oder ausgefüllt durch die geblähte Linse; die Regenbogenhaut wird entfärbt, glanzlos, vorgetrieben, erschlafft; das excentrische Sehen ist beeinträchtiget; die Glaskörpermasse häuft sich übermäfsig und drückt die Papille des Sehnerven, diese wird vertieft (v. Graefe) und dadurch Erblindung eingeleitet, wefshalb v. Graefe diese Form zu den glaucomatösen Augenkrankheiten rechnet. E. Jaeger sah Netzhautablösung durch Linsenblähung der wiederaufsteigenden Staarlinse nach Depressio.

Behandlung. Die Gefahr für das Sehvermögen kann zurückgehen durch frühzeitiges operatives Einschreiten, wozu v. Graefe die Linearextraction der Linse und die Iridectomie empfiehlt. Die lineare Extraction eignet sich bei hinreichender Erweichung der aufquellenden Linse; — der Irisausschnitt eignet sich bei hartem Kerne derselben und wird nach ähnlichen Anzeichen wie bei glaucom verrichtet.

Verkleinerung. Hülsenstaar. Lipoïdmetamorphose.

Verkleinerung des Krystallkörpers wird erkannt aus der Zunahme des freien Raumes in der hinteren Augenkammer, hierbei ist meist die Pupille eng, die Regenbogenhaut geräth in wellenförmige Schwingungen bei jeder Bewegung des Augapfels. Dieser Zustand findet sich als Bildungsfehler bei übrigens vollkommen durchsichtiger Linse und bedingt einen hyperpresbyopischen Bau, dessen Sehstörungen durch Brillengläser kaum zu bessern sind. — Die Verkleinerung in Folge von pathologischer Verflüssigung und Aufsaugung der Linse, oder in Folge von Atrophie, entwickelt sich fast nur aus dem traumatischen Staare und paart sich mit Verdickung der getrübten Kapsel, auf diese Weise bildet sie den Hülsenstaar — cataracta siliquata, cystica —, und wird mittelst discissio oder dislaceratio operirt. Als eine andere Art rückgängiger Umwandlung der cataractösen Linse erscheint die Lypoïdmetamorphose. Es ist mehrfach beobachtet, in den Heilungsperioden nach glücklicher Staaroperation durch Niederdrückung, dafs an dem Augenhintergrunde perlmutterglänzende Cholestearintäfelchen in Form von Funkengarben bei Bewegungen des Auges aufsteigen und dann langsam sich senken. Diese Erscheinung ist leicht mit freiem Auge zu sehen und Glitzerstaar — cataracta scintilans, cataracte étincelante — genannt worden.

Spontane Verschiebung.

In der Normalstellung des Krystallkörpers liegt der Kapselrand parallel mit der Queraxe des Augapfels. Es kommt eine spontane Verschiebung der Linse vor — dislocatio, luxatio lentis spontanea —, wobei der

Krystallkörper vollkommen durchsichtig sein kann; derselbe hat hierbei gewöhnlich eine schiefe Stellung, so dafs ein Randtheil zu weit nach vorn gegen die Iris, der gegenüberliegende Randtheil zu weit rückwärts gedreht ist. Diese falsche Stellung veranlafst optische Sehstörungen durch unregelmäfsige Brechung der Lichtkegel. Unter gewissen Graden der Schiefstellung kann die Linse prismatische Ablenkung der Lichtstrahlen hervorbringen, wodurch Doppeltsehen entsteht. Ist die Schiefstellung von der Art, dafs ein Theil des Pupillargebietes der Linse entbehrt, so ist die optische Kraft an dem linsenfreien Theile sehr schwach, das Auge in diesem Abschnitte hyperpresbyopisch, in dem anderen Theile dagegen zu stark lichtbrechend, myopisch; jeder dieser beiden Fehler der optischen Kraft erzeugt in der Normalsehweite Zerstreuungskreise auf der Netzhaut und somit Bildverwirrung in demselben Auge. Es kann hierbei ein Abstand zwischen den Zerstreuungsbildern eintreten und somit „Mehrfachsehen mit einem Auge“ — diplopia monocularis — entstehen. — Nach Erweiterung der Pupille durch Atropinwasser tritt in manchen Fällen die luxirte Linse bis zur Hornhaut vor. Die Linse ist meist verkleinert, der Augapfel myopisch gebaut.

In dem weiteren Verlaufe paart sich die spontane Linsenverschiebung öfters mit Netzhautablösungen; diese Paarung wirft Licht auf die Entstehungsweise der Linsenverschiebung, sie scheint hiernach auf ursprünglichen Glaskörperfehlern zu beruhen, aus deren weiterer Ausbildung die Ablösung der Netzhaut hervorgehen kann. Die Verschiebung kommt als Fehler der ersten Bildung und erblich vor.

Behandlung der spontanen Verschiebung durch Operation erscheint nur dann zulässig, wenn die Linse zugleich getrübt ist und ihre spontane Verschiebung nicht genügt zum Einlassen von Lichtstrahlen. Unter allen Umständen aber ist die Operation derselben äufserst vorsichtig zu verrichten und giebt sehr zweifelhaften Erfolg. v. Graefe hat hierbei die Iridectomie theils mit unglücklichem, theils mit besserem Erfolge gemacht. Die neue Pupille wird in derjenigen Irisgegend gebildet, aus welcher die Linse abgerückt ist. Die Operation hat hier ungewöhnliche Schwierigkeiten : die zonula Zinnii ist schadhaft, deshalb tritt nach dem Hornhautschnitte Glaskörpermasse in die vordere Kammer und verdrängt die Iris rückwärts. Zur Erleichterung dient ein möglichst peripherischer Hornhautschnitt und das energische Erfassen eines Stückes aus der Breite der Iris mittelst der geraden Pupillenpincette.

Trennung. Schwimmstaar.

Aus seiner Normalverbindung mit der tellerförmigen Grube an dem Glaskörper kann der Krystallkörper theilweise, oder völlig losgetrennt sein, seine Trübung bildet alsdann den Zitter- oder Schwimmstaar — cataracta tremulans, c. natatilis —. Man erkennt diese Form aus dem Schwanken des Linsensystemes bei Augapfelbewegung, sie entsteht in Folge von Schnittwunden oder durch Quetschung des Auges. — Maceration löst leicht die Kapselwand aus der tellerförmigen Grube. Bei Einwirkung eines Wurfes, Stofses u. dgl. auf das Auge platzt die sclera leichter als die Bindehaut, wefshalb alsdann die gleichzeitig losgerissene Linse unter die Bindehaut luxirt werden kann, von dieser neuen Lagerstelle aus ist alsdann die Linse zu extrahiren.

Verschmelzung. Synechia.

Verbindung der vorderen Kapselwand mit der Regenbogenhaut bildet Verengerung oder Verlust der hinteren Augenkammer — synechia posterior —; ihre Verschmelzung mit der Hornhaut veranlafst Verengung der vorderen Kammer — synechia anterior. — Bei gleichzeitiger Trübung der Linse wird die Form als cataracta accreta bezeichnet, dieselbe veranlafst einige Veränderung des Verfahrens beim

Staarschnitte : bei synechia nach oben ist die Extraction nach unten angezeigt und umgekehrt. Bei bedeutender Verengerung bildet man für den Austritt der Linse ein künstliches Colobom durch Iridectomie, welches man gleichzeitig, oder 8 Tage vor der Extraction anlegt. — Für diese Fälle ist auch die Extraction von Wenzel eingerichtet, wonach ein centraler Irislappen gebildet und zugleich ein Bogenschnitt in der Hornhaut geführt wird.

Trübung — cataracta — des Krystallkörpers.

Die Durchsichtigkeit des Linsensystems kann in verschiedener Ausdehnung und in verschiedenem Grade getrübt sein; diese Trübung hat man grauen Staar — cataracta — genannt. Sie ist in der Kapsel — c. capsularis —, in der Krystalllinse — c. lentis —, oder in beiden Theilen zugleich — c. capsulo lenticularis. Dieselbe giebt sich gewöhnlich kund durch Kleister oder Pappfarbe, eine blaſsblaugraue oder gelbgraue Färbung, — c. grisea, — zuweilen sieht sie hellbraun aus — c. flava —, oder schwarzbraun — c. nigra, — oder meergrün — c. lucida. — Bei einiger Ausbildung dieser Trübung kann dieselbe sehr leicht mit freiem Auge wahrgenommen werden, namentlich wenn man von der Seite her das Pupillargebiet untersucht; aber selbst äuſserst geringe Trübungsgrade können mittelst des Augenspiegels festgestellt werden : hierbei erscheint der Augenhintergrund trübe, in bräunlicher Färbung, die Centralgefäſse sind sehr undeutlich, oder gar nicht sichtbar; dieſs deutet auf allgemeine Parenchymtrübung der Linse. Dagegen sieht man einzelne, kleine getrübte Stellen als braune Flecken durch Contrastwirkung; gröſsere reflectiren das Licht und erscheinen dadurch hellfarbig. Im Allgemeinen ist die Untersuchung bei erweiterter Pupille mit seitlicher Beleuchtung und mit dem Focalkegel eines Convexglases zweckmäſsig. — Den Puckinje-Sanson'schen Versuch benutzt man ebenfalls zur Bestimmung von Linsentrübungen aus dem Fehlen der Spiegelbilder an der vorderen oder der hinteren Linsenfläche.

Die gewöhnliche Linsentrübung — cataracta grisea — unterdrückt nie vollständig das Sehen, meist werden gröfsere Gegenstände und die Finger bei günstiger Beleuchtung noch erkannt, jedenfalls Helle und Dunkel sehr rasch und sicher unterschieden. Der einfach Cataractöse sieht bei Beschattung des Auges besser, indem hierbei seine Pupille sich erweitert, mehr Lichtstrahlen einfallen läfst, wefshalb derselbe stets beim Sehen den Kopf etwas senkt und sein Sehen im Allgemeinen an sonnigen Tagen mehr beeinträchtigt ist. Dagegen hält der Netzhautblinde stets den Kopf mehr aufrecht und rückwärts. — Bei dunkeler Linsentrübung — cataracta nigra — prüft man die Thätigkeit der Netzhaut, indem man durch Fingerdruck an dem kranken Auge die subjective Gesichtserscheinung der hellen, feurigen Kreise — phosphènes (Serres) — zu bewirken sucht; entsteht diese Druckfigur nicht, so ist die Netzhaut unthätig, indefs ist die Erregbarkeit der Netzhaut durch Druck sehr veränderlich und unsicher. Zur Feststellung dieses Ergebnisses wirft man Sonnenlicht in das Auge; wird dies nicht empfunden, so ist die Netzhautthätigkeit erloschen; man kann diese Untersuchung unterstützen durch Prüfung der Sehaxen, diese haben bei völlig Blinden parallele und horizontale Richtung. — Zur Bestimmung der verschiedenen Sehschärfe bei Cataract dient eine genaue quantitative Bestimmung des Lichtscheines in dem Auge, welche durch v. Graefe's Methode erreicht wird: eine Lichtquelle, etwa eine Kerzenflamme, wird in einem dunklen Zimmer in verschiedenen Abständen vor dem Auge bewegt und die gröfste Entfernung bestimmt, bei welcher die Beleuchtung noch eine sichere Wahrnehmung des Lichtscheines hervorruft. Diese

Prüfungen ergeben beträchtliche Unterschiede der quantitativen Wahrnehmung von Licht bei verschiedenen Cataractösen. Die Methode gründet sich auf das optische Gesetz, dafs die Stärke der Beleuchtung abnimmt in dem Verhältnisse, in welchem das Quadrat der Entfernung von der Lichtquelle wächst. Für das normale Auge bleibt die Lichtstärke in verschiedenen Entfernungen nahezu gleich, weil das Verhältnifs der Lichtmenge zur Bildgröfse gleich bleibt. Durch Dazwischenkunft der Cataractlinse dagegen wird die Netzhaut von einem diffusen Lichte beleuchtet, indem die Lichtstrahlen vielfach gebrochen, verwirrt, zum Theil reflectirt worden sind, so dafs kein optisches Bild des leuchtenden Gegenstandes auf der Netzhaut entworfen wird, sondern nur ein Lichtschein entsteht, und das Auge zugleich die Fähigkeit erhält, die ungleiche Lichtstärke auf verschiedenen Entfernungen genauer zu empfinden, weil hierbei ungenügend oder gar nicht accommodirt wird. — Aus denselben Gründen werden bei unvollständiger Linsentrübung Abweichungskreise und wesentlich dieselben quantitativen Wahrnehmungen der Lichtstärke statt finden. Kurzsichtige versieht man hierbei mit Concavgläsern, Ueberfernsichtige mit Convexgläsern, um die Fehlerquelle für die Bestimmung der Maximumentfernung, welche aus diesen Abweichungen der optischen Kraft hervorgehen würde, zu vermeiden.

Die Entwickelung der Linsentrübung beginnt fast immer in der Ringschicht, welche den Kern unmittelbar umschliefst, diese trübt sich in Form von Punkten, Streifen oder Tropfen mit hellgrauer oder brauner Färbung. Von hier aus greift die Trübung nach aufsen in die nächsten Nachbarschichten, alsdann trübt sich der Kern, später die äufserste Rindenschicht und zuletzt der Gürtel zwischen Centrum und Peripherie. Höchst selten beginnt die Trübung in dem Kerne, dagegen oft in der äufsersten Schale (R. Förster). — Die Gestalt der beginnenden Trübung entspricht der normalen Meridionalanordnung in dem Linsenbaue in verschiedenen Graden von Regelmäfsigkeit.

Das Aussehen ist besonders bedingt von der Vertheilung und von der Mächtigkeit der Trübung; das Aussehen eines s. g. ausgebildeten grauen Staares im Leben hängt von der Dicke ab, in welcher die vordere Rindenmasse getrübt ist. — Als Entwickelungsformen unterscheidet man den Schichtstaar, so lange die Trübung auf die Schichten am Kerne beschränkt bleibt; den Rindenstaar, Corticalstaar, wenn breite trübe Faserstreifen und flockige Zwischenmasse die ganze Rinde rasch durchziehen, — den Kernstaar, wenn der Linsenkern stark und vollständig getrübt ist. Die vollkommene Trübung des ganzen Linsenbaues wird die Reife des Staares genannt.

Die Anatomie des grauen Staares führt die verschiedenen Trübungen des Linsengewebes auf zwei Grundformen zurück, welche als Erweichung und als Verhärtung der Krystalllinse bezeichnet werden. Der weiche Staar ist gewöhnlich nebelgrau oder blaugrau, der harte Staar gelb oder braun bis schwarzbraun. Der Staar des Fötus-, des Kindes-, des Jugend- und des beginnenden Mannesalters ist meist weich; nach dem vierzigsten Lebensjahre kommt vorzugsweise der harte Staar vor, welcher defshalb auch der Altersstaar — cat. senilis — genannt wird. — Die Zahlenstatistik des grauen Staares erlaubt noch keinen bestimmten Schlufs; vorläufig scheint es, dafs der harte Staar häufiger ist, als der weiche, und dafs das männliche Geschlecht häufiger, als das weibliche, staarkrank ist.

Der weiche Staar — cataracta mollis, — Linsenerweichung — phakomalacia —, besteht in der Umwandlung des Faserbaues in eine feinkörnige Masse und runde Zellen. Hierbei erscheint die Linse aufgebläht, nebelgrau oder milchweifs, flockig, wie bei künstlicher Ausscheidung von Eiweifs aus seinen Lösungen durch Zusatz von einem Alkalisalz oder von Essigsäure. Bei vorschreitendem Zerfalle treten verschiedene Rückgangsformen auf, wie die Verwandlung in emulsive Flüssigkeit — Phakohydropsia, — Milchstaar — c. lactea —, die Aufsaugung der Linse mit Verdickung der Kapsel — cat. siliquata, — die Lipoïdmetamorphose : Cholestearinstaar — cat. scintilans —, Myelinbildung; Versteinerung — cat. gypsea.

Die Entwickelung des weichen Staares geht im Allgemeinen rasch. In der Form des Corticalstaares stört derselbe oft nach wenigen Wochen das Sehen optisch in hohem Grade und reift zwischen 2 bis 12 Monaten vollständig. Seine Entwickelung ist öfters von Reizungserscheinungen des Auges begleitet, häufig liegen derselben eigenthümliche Kreislaufstörungen der Nachbartheile zu Grunde.

Der harte Staar — cataracta dura, — Linsenverhärtung — phakoscleroma — besteht in Verdichtung der einzelnen Fasern und Faserschichten in dem Centrum der Linse, mit Schwinden der Zwischensubstanz. Die Linsenmitte ist härter als normal, ihr Faserbau deutlicher, die einzelnen Fasern schärfer, dunkler umrissen, dichter gedrängt; die Farbe ist bernsteinbraun, wie diejenige des reinen, wasserfreien Eiweifses, bis dunkelbraun. Die Trübung verhält sich ähnlich wie die künstliche Linsentrübung durch Weingeist. Die peripherischen Schichten der Rinde zeigen oft den körnigen Zerfall und die weifse Farbe des weichen Staares mit einem Perlmutterglanze und umhüllen manchmal das bernsteinfarbige Centrum. Die peripherischen Schichten sind zuweilen gestaltlos verflüssigt, alsdann ändert sich die Kernlage, der harte Kern senkt sich nach unten und schimmert hier gelblich durch.

Die Entwickelung des harten Staares geht langsam und bedarf viele Jahre zur völligen Reife. Es ist diefs ein normaler Hergang der alternden Linse, er ist schmerzlos, ohne Reizung. Das Sehen ist dabei noch ziemlich gut, besonders in die Ferne, und wird hauptsächlich erst durch Trübung der peripherischen Schichten beeinträchtigt. — Wir finden diese Umwandlung des Linsenbaues in dem Greisenalter, in der vorzeitig senilen Linse, in der Harnruhrlinse.

Staarbildung. Beide Grundformen des Staares gehen aus wesentlich gleicher Bedingung hervor, wir schliefsen dies aus der Verbindung derselben an einer Linse. Die Umstände, unter welchen Staarbildung im lebenden Auge vorkommt und die Entwickelung von Linsentrübung durch den Versuch an frisch ausgeschnittenen Augen führen jene Bedingung zurück auf Trennung des Wassers von der Linsensubstanz.

Die Trübungsversuche bestehen in Kochsalz- oder Salpeterfütterung, in der Anwendung von Kälte auf lebende Frösche und auf ausgeschnittene Thieraugen, ferner in der Anwendung von Säure und von Weingeist auf die Krystalllinse. Der Erfolg dieser Versuche stimmt mit den bekannten Eiweifsreactionen überein.

Wir wissen, dafs die Krystalllinse in dem lebenden Auge sich trübt, wenn das Kammerwasser Zutritt zu derselben erhält, ohne vorher den Bedingungen des endosmatischen Stromes in der Kapsel unterworfen zu sein: Die normale Linse besteht aus Eiweifs, welches wie überall in dem Thierkörper an Natron in bestimmter Menge gebunden ist, wodurch dasselbe in Wasser löslich und durchsichtig erhalten wird. Durch Zusatz eines neutralen

Alkalisalzes wird das Eiweifs in hellgrauen Flocken ausgeschieden, indem, nach unserer Vorstellung, das Wasser, worin das Eiweifs gelöst war, durch das Salz angezogen, seine Stelle verläfst und nun als Lösungsmittel des Salzes fungirt. Aus diesem Versuche würde der Einflufs des normalen Kammerwassers auf die freie Linse zu deuten sein und wohl in gleicher Weise die Staarbildung der von der Kapsel umhüllten Linse aus pathologischem Kammerwasser in manchen Ernährungsstörungen des Auges.

In der Zuckerharnruhr entwickelt sich der Staar in Folge der massenhaften Ausfuhr von Wasser in dem Harn, also ähnlich wie wir in Folge von Entziehung des Lösungsmittels das Eiweifs fällen durch Weingeist.

Der Versuch mit Säuren kann verschieden gedeutet werden; man kann annehmen, dafs sich das Eiweifs wie eine Basis zur Säure verhält und durch seine Verbindung mit derselben aus seiner seitherigen Stellung heraustritt. Ob es der Säure gleichwirkende Staarursachen giebt in dem Organismus, steht dahin.

In einer Temperatur von — 10° R. gefriert das Linsenwasser auch in dem lebenden Frosche und wird dadurch von dem Eiweifs getrennt, die Linse trübt sich von der Oberfläche aus in gelblichen Flocken, diese klären sich in der Wärme wieder auf, woraus angenommen werden kann, dafs die Wasseratome in ihre frühere Stelle zurücktreten (Kunde), dafs also das Wasser wieder fungirt wie vorher. An der durch Kälte getrübten Linsenstelle erscheinen die Umrisse der Fasern sehr dunkel, stark gezähnelt und körnig, während der Untersuchung derselben in einer warmen Temperatur verschwindet der trübe Fleck und die Umrisse der Fasern blassen ab und nehmen ihre normale Beschaffenheit wieder an, hie und da bleiben blafsgelbliche Körnchen zurück.

Aus der Vergleichung der Linsentrübung in der thierischen Oeconomie und in dem Versuche erscheint die Staarbildung als eine pathologisch chemische Bewegung der Atome, aus welchen die Linsenmasse besteht. Die Bedingungen, unter welchen das Eiweifs zusammengesetzt ist, sind äufserst leicht verschiebbar; es geht hieraus hervor, dafs der geringste Anstofs hinreicht, um diese Bedingungen zu verrücken und somit den Krystallkörper in seiner Eigenschaft als durchsichtige Masse zu trüben.

Behandlung des grauen Staares.

Man sieht ein, dafs weder die pulsatilla nigricans der Homöopathen, noch die Wasserkur die Linsentrübung beseitigen werden; denn wenn auch durch künstliche Wasserentziehung die Linse getrübt werden kann, so wird doch die Linse, deren Atome durch den Mechanismus des thierischen Haushaltes verschoben worden sind, durch Wasserzufuhr nicht geklärt werden. Das richtige Heilverfahren ist die Staaroperation.

Kapselstaar.

Der Kapselstaar — cataracta capsularis — besteht in der Anlagerung krankhafter Gewebe an der Aufsen-, oder an der Innenfläche der Linsenkapsel: Diese pathologischen Anlagerungen sind zum Theil Glashautschichten, zum Theil Fibroïdmassen, und enthalten verschiedene Umwandlungsproducte; die Anlagerungen an der Innenfläche schliefsen oft trübe Linsentheile in ihre Dicke ein. Die Kapsel selbst ist hierbei öfters verdünnt, behält aber stets ihre Durchsichtigkeit und ist gegen die angelagerte Masse scharf abgegränzt.

Die Ursachen des Kapselstaares sind hiernach zum Theil aufserhalb, zum Theil innerhalb des Linsensystemes zu suchen. In der einen Reihe liegen die Anlöthungen krankhafter Erzeugnisse aus Entzündungshergängen der Regenbogenhaut und aus durchbohrenden Hornhautgeschwüren, welche zugleich Verengerung der Augenkammern — synechia — cataracta accreta — herbeiführen. — In der anderen Reihe liegen die Anlagerungen und pathologischen Bildungen aus Linsenbestandtheilen, sowohl nach Verwundungen, als auch unmittelbar in Folge von endosmotischen Ernährungsfehlern des Krystallkörpers.

Angeborener Staar. Die Entwickelungsgeschichte des Krystallkörpers zeigt, dafs derselbe aus einer Einstülpung des Hornblattes in der secundären Augenblase hervorgeht. Derselbe ist anfangs hohl und zeigt an seiner Abschnürungsstelle eine Oeffnung, welche sich in dem Normalzustande bald und spurlos schliefst; die Kapsel wird von der Linsenkugel abgeschieden. Die angeborene Trübung der Linse — cataracta lentis congenita — als Bildungsfehler erscheint gewöhnlich unter der Form des Corticalstaares, oder des Schichtstaares, letzterer bleibt oft als zarte Trübung der Centralschichten lange Zeit stationär und kommt dann erst bei umfangreicherer Entwickelung in den Kinderjahren zur Behandlung. — Der angeborene Pyramidstaar, welcher in der Gestalt eines Kegels aus dem Linsenscheitel aufsteigt und mit der Spitze in die Pupille hereinragt, scheint sowohl der Linse wie der Kapsel anzugehören, und dürfte als Ueberbleibsel und Trübung einer Strecke des Linsenstieles bei der Abschnürung betrachtet werden. — Der Punktstaar — cataracta punctata — sitzt fast immer in dem Scheitel der Kapsel und wird alsdann cataracta centralis genannt. Derselbe zeigt sich meist als ein gleichmäfsig weifser runder Fleck von $^1/_4'''$ D. M. an dem Mittelpunkte der vorderen oder der hinteren Kapselwand, oder beider Wände, manchmal ist zugleich die Linsenoberfläche an dieser Stelle weifs punctirt. Seiler hat denselben als einen weifsen Ring an der vorderen Wand des Krystallkörpers gesehen. Es ist anzunehmen, dafs der vordere Centralstaar ein Bildungsfehler in dem Verschlusse der Linsenöffnung ist. Der hintere Centralstaar scheint mir darauf hinzudeuten, dafs der Glaskörper aus einer Abschnürung der Linsenkugel hervorgeht, nach deren Loslösung alsdann dasselbe Verhältnifs an der hinteren Linsenfläche auftritt, wie nach der Lösung der Linsenkugel von dem Hornblatte an der vorderen Fläche derselben. Der angeborene Staar kommt erblich vor. Manche Kapselstaare werden als Reste der Pupillarmembran erklärt. Man hat auch einen angeborenen Exsudatstaar beobachtet, als Folge von Foetaliritis.

Staaroperationen. — Technik.

Die Aufgabe der Behandlung des grauen Staares besteht in der Entfernung des getrübten Krystallkörpers aus der Sehaxe. Die Entfernung geschieht durch Herausnehmen des Staares als extractio, durch Kapseleröffnung als discissio, dislaceratio — und durch Verrückung der Linse als dislocatio, in specie reclinatio-depressio.

Herausnahme des Staars—extractio.

Die Herausnahme des Staares wird als Segmentalextraction und als Linearextraction ausgeführt. — Vor 1700 Jahren (Rhazes) vollzog Antyllus die Herausnahme des Staares durch Hornhautschnitt, er führte eine feine Nadel in die Staarlinse und holte sie so heraus. Seine Wiedersacher und die arabische Saugmethode der Irakenser verdrängten das Verfahren, es blieb verschollen, bis vor 200 Jahren Jacob Freitag in Zürich dasselbe wieder übte mittelst einer Hakennadel. Daviel bildete nun sehr eifrig die Methode weiter aus; derselbe zerschnitt die vordere Kapselwand mit einer Staarnadel und förderte den Austritt der Linse durch Fingerdruck und seinen Löffel. Zur Schnittgegend empfahl Roux die äufsere, Beer die untere, Jäger die obere Hälfte des Hornhautumfanges. Young durchschneidet die Kapsel mit dem Staarmesser während des Hornhautschnittes, Sharp nach Beendigung desselben. La Faye, de Witte, Hasner, A. v. Graefe erfanden zu diesem Zwecke Kapselmesser — Cystotome.

Extractio segmentalis. Segmentalextraction — Extraction mit Lappenschnitt — extractio segmentalis.

Zur Vorbereitung entferne man auffällige Störungen und sorge für Möglichkeit ruhigen Liegens während einiger Tage nach der Operation, man gewöhne die Hornhaut an Berührung und lasse das Sehen nach unten einüben (v. Graefe), weil — bei Extraction nach oben — diese Stellung auf das Hervortreten der Linse einwirkt, indem der m. rect. inf. die Linse von unten zur Oeffnung hinschiebt. Einige Minuten vor der Operation erweitert man die Pupille durch Eintropfen von Atropinlösung; hierdurch wird die Operation erleichtert und wie es scheint die Heilung begünstigt, indem der intraoculare Druck durch die Muskellähmung vermindert wird.

Instrumente: Staarmesser — Keratotom — nach Beer mit schwach convexen Flächen, ein Kapselmesser-cystotom von Hasner, oder von v. Graefe u. s. w., Daviel'scher Löffel, eine Hakenpincette zur Feststellung des Augapfels — ophthalmostat v. Graefe. — Zur Beseitigung verschiedener accessorischer Zustände fügt man ein geknöpftes Messer — couteau mousse —, eine auf die Fläche gebogene Augenscheere, die Augen- oder Pupillenpincette, ein feines Häkchen hinzu.

Die Ausführung der Segmentalextraction geschieht in drei Abtheilungen: I. Eröffnung der Lider, Feststellung des Kopfes, Anhalten des Augapfels, indem man die Hakenpincette in die Bindehaut an dem inneren Augenwinkel einführt; Schnittführung nach oben, oder nach unten.

Bei dem Erfassen des Staarmessers werden der Zeige-

und der Mittelfinger der entsprechenden Hand an der hinteren Fläche des Heftes zwei Zoll von einander entfernt angelegt, der Daumen an der vorderen Fläche des Heftes gegenüber der Strecke zwischen den beiden Fingeranlagen. Das Messer wird leicht gehalten und einige Male vor dem zu operirenden Auge herbewegt, um sein Gröfsenverhältnifs zu dem der Hornhaut zu schätzen; bei dem Einstiche wird die Spitze entweder parallel zur Iris, oder senkrecht zur Tangente der Hornhaut gerichtet. Der Einstichspunkt liege $^1/_4'''$ nach innen entfernt vom äufseren Hornhautrande in dem Querdurchmesser der Hornhaut; es ist rathsam, diesen Punkt etwas unterhalb dem Querdurchmesser zu wählen bei dem Schnitte nach oben, etwas oberhalb bei dem Schnitte nach unten, damit der Schnitt auch bei einer schrägen Schnittführung hinreichend grofs ausfalle. — Das Eindringen in die vordere Augenkammer wird bemerkt an dem Nachlassen des Widerstandes und an dem klaren, glänzenden Aussehen der Spitze. Die Klingenfläche wird nun in paralleler Stellung zur Iris vorgeschoben gegen die Nase hin durch Bewegung aus den Fingergelenken, wobei das Handgelenk jedenfalls nur wenig unterstützt, dabei wirke man stets auf den Messer*rücken*, hierdurch wird das Messer bei dem Ausstiche zugleich zur Feststellung des Augapfels dienen. Der Ausstichspunkt liege in der Hornhaut in gerader Linie dem Einstiche gegenüber $^1/_4'''$ vor dem inneren Hornhautrande; auf diesen Punkt richte der Operateur seine Aufmerksamkeit während des Vorschiebens des Messers, nachdem dasselbe an der Pupille vorübergeführt ist. Die *Vollendung* des Schnittes geschieht entweder durch allmäliges Vorschieben, oder, wenn die Nase hindert, in dem Rückzuge des Messers. — Die Schnittform soll einen möglichst grofsen Bogen beschreiben, damit die Ränder bei dem Linsendurchtritte genügend klaffen. Der Schnitt mufs also in der Hornhautperipherie liegen; jedoch falle derselbe nicht in den Scleralfalz, damit nicht dadurch Iris- oder Glaskörpervorfall eingeleitet werde. Richter verlangt einen Schnitt von der Gröfse des Hornhautdurchmessers; eine Lappenbildung von 3''' Breite reicht aus. — Bemerkt man nach dem Ausstiche, dafs der Schnitt etwas zu klein werden wird, so soll man die Schneide bei dem Vorschieben leicht nach der Iris hin neigen, oder wenn diefs nicht möglich, oder nicht genügend ist, soll man vor der Vollendung des Schnittes die Kapsel öffnen, hierauf den Schnitt mit einem vorn stumpfen Messer erweitern, indem man auf die innere Hornhautwunde wirkt, alsdann durchschneidet man schliefslich die kleine Hornhautbrücke. Auch bei dem Kapselstaar soll der Hornhautschnitt nicht vollendet, sondern zuvor die Kapsel extrahirt werden mittelst einer feinen Kapselpincette, oder man zerreifst sie mittelst des Häkchens; hierauf erst vollendet man den Schnitt mit dem vorn stumpfen Messer. Auch bei Verflüssigung des Glaskörpers und bei theilweiser Verwachsung der Kapsel mit der Regenbogenhaut ist es zweckmäfsig, die Kapsel vor Vollendung des Hornhautschnittes zu spalten. Es geschehe diese Spaltung während des Hornhautschnittes mittelst des Staarmessers, also seitlich, weil beim Versuche, vom Scheitel her zu spalten, die Linse leicht verschoben würde.

Desmarres schnitt früher zugleich ein kleines Bindehautstück aus, jetzt bildet derselbe an dem Hornhautlappen eine Bindehautbrücke, um die Anlagerung des Hornhautlappens zu sichern : man neigt die Klinge nach dem Aufhören des Hornhautwiderstandes etwas nach vorn und schiebt dieselbe zwischen Bindehaut und Sclera vor bis zur genügenden Brückengröfse.

II. Eröffnung der Kapsel. Nadel und Häkchen sind hierzu weniger zweckmäfsig, als das Cystotom. Man legt dasselbe flach an den Scleralfalz, macht durch einen leichten Druck auf diese Stelle die Hornhautwunde klaffen und schiebt nun das Kapselmesserchen in Horizontalzügen allmälig zu dem Scheitel der Kapsel; hier giebt man demselben Viertelaxendrehung und verrichtet einen centralen Kapselschnitt durch einen Messerzug; es ist ein Kreuzschnitt empfohlen, welcher aber selten ausführbar und meist nicht nöthig ist; ein peripherischer Schnitt könnte den Glaskörper verletzen. Das Ausziehen des Instrumentes geschehe mit Vorsicht, um den Hornhautlappen nicht abzurücken.

III. Hervortreten der Linse. Die Linse folgt zuweilen dem Rückzuge des Kapselmessers in Folge von Muskelwirkung der Lider und des Augapfels. Meist mufs zu ihrer Beförderung ein Druck angewendet werden. Hierzu legt man den Daviel'schen Löffel mit seiner convexen Seite an den unteren Rand der Hornhaut bei Extraction nach oben, an den oberen Rand bei Extraction nach unten, und übt mit berechneter Kraft einen Druck nach hinten und dann nach oben, oder nach unten je nach der Speditionsrichtung. — Dasselbe wird bezweckt durch das Stellen des Auges nach unten bei Extraction nach oben und umgekehrt. Nach dem Eintreten des Querdurchmessers der Linse in der Pupille kann man durch einen Ruck an dem äufseren Rande derselben mit dem Daviel'schen Löffel dem Austreten derselben nachhelfen. — Bleiben Staartheile zurück, so gebe man vorerst einige Ruhe und suche dann durch leichtes Reiben mit dem Finger an der schnittfreien Hälfte der Hornhaut diese Reste herauszutreiben; nur wenn die Beförderung derselben auf diese Weise nicht gelingt, drückt man zugleich den Daviel'schen Löffel an den hinteren Wundrand mäfsig an. — Wenn die ganze Linsenmasse ausgetreten ist, so wird jetzt ein normaler Hornhautlappen fest anliegen und die Pupille rund sein.

Zufälle während der Segmentalextraction.

Unangenehme Zufälle können in jedem Momente der Segmentalextraction eintreten. Liegt die Einstichstelle bei Extraction nach oben zu weit unterhalb der langen Axe des Hornhautellipsoïdes, oder bei Extraction nach unten zu weit oberhalb, so kann das Verhältnifs verbessert werden durch Schrägschnitt, liegt derselbe dagegen bei Extraction nach unten zu weit oberhalb, so verbessere man durch Wahl einer neuen Einstichstelle. — Liegt die Stelle des Einstiches zu weit in dem Hornhautgebiete, so wende man den Messerrücken etwas nach vorn, um die Schneide dem Hornhautrande zu nähern, mit Vorsicht vor Verletzung der Iris. — Ist bei Tangentialstich die Iris angespiefst, so ziehe man etwas zurück. Hat der Einstich die Hornhaut nicht durchbohrt, so erscheint die Spitze des Instrumentes trüb und der Widerstand beim Verschieben in horizontaler Haltung wird vermehrt; in diesem Falle ziehe man zurück und dringe unmittelbar in die vordere Kammer. Diese schiefe Richtung des Einstiches entsteht durch fehlerhafte Messerstellung, oder durch Entfliehen des Augapfels nach innen, welche beide Bedingungen bekanntlich leicht zu verhüten sind, letztere durch den Ophthalmostat, oder durch Anlegen des Zeigefingers an den Augapfel in dem inneren Augenwinkel.

Wenn bei dem Vorschieben des Messers das Kammerwasser austritt bevor das Messer an dem Pupillargebiete vorübergeführt ist, so rathen Einige Austausch des Messers gegen ein anderes mit einer dickeren Klinge und zugleich sanftes Reiben der Hornhaut mit der Mittelfingerspitze der assistirenden Hand, um dadurch Zurückweichen der vorgelagerten Iris zu bewirken, besser ist Abstehen von der Operation und Verschieben derselben auf eine spätere Zeit, weil das Ausschneiden eines grofsen Irisstückes schlimme Folgen haben kann; — dagegen wird eine etwaige kleine Verletzung — Colobombildung — kaum nachtheilig sein.

Bei Unmöglichkeit oder Schwierigkeit des Ausstiches wegen Abstumpfung der Messerspitze soll man von der Operation abstehen, indem man sonst das Ausschneiden eines grofsen Stückes aus der Iris wagen würde. — Liegt der Ausstich zu weit in dem Hornhautgebiete von dem Rande entfernt, oder zu weit in dem Scleralgebiete, so ziehe man ein wenig zurück und dringe dann zur geeigneten Stelle vor. — Ist der Scleralrand gefafst, dann neige man sogleich den Messerrücken mäfsig rückwärts und drücke das Heft in die Schläfe, um den Schnitt in der Hornhaut fortzuführen. Beim Ausstiche in der sclera findet zuweilen Austritt des Kammerwassers unter die Bindehaut statt und erhebt dieselbe blasenförmig ohne nachtheilige Folgen.

Ein allzukurzer Lappenschnitt kann leicht verlängert werden, am besten geschieht dies durch das vorn stumpfe Messer, weil der Scheerenschnitt quetschend wirkt. — Der Lappen wird zu schmal, wenn der Schnitt zu wenig peripherisch liegt, entweder weil die Ein- und Ausstichstelle allzunahe der Hornhautmitte liegt, oder weil bei der Schnittführung die Schneide des Messers zu sehr nach vorn gewendet war. Es ist in diesem Falle Verwandlung der extractio in discissio oder dislocatio empfohlen; besser wird es sein, man steht von der Vollendung der Staaroperation ab und versucht später die Extraction mit Lappenbildung in dem unversehrten Segmente der Hornhaut.

Vorzeitiges Hervorstürzen der Linse ist meist mit Austritt eines Theiles des Glaskörpers verbunden. Austritt von wenigen Tropfen Glaskörpermasse schadet gar nicht, wenn dieselbe nur als Folge von

Krampfwirkung des Kreismuskels mit Entschlüpfen des fixirten Lides, oder als Folge unpassend angebrachten Druckes entstanden war; dagegen erscheint das Sehvermögen vermindert, wenn der an sich unbedeutende Glaskörpervorfall durch Elasticitätswirkung der sclera entsteht, wenn diese zuvor durch übermäſsige Ansammlung von Glaskörper allzusehr gespannt war, weil diese Vermehrung an Glaskörper bereits die Form der Netzhautbestandtheile und des Sehnerveneintrittes durch Intraoculardruck verändert haben konnte. — Sobald man den Glaskörpervorfall bemerkt, schlieſse man sofort das Auge, aber es ist zugleich besonders darauf zu achten, daſs der Hornhautlappen hierbei nicht nach auſsen umgeklappt werde.

Glaskörperaustritt vor der Entfernung der Linse wirkt fast unbedingt zerstörend für das Auge. — Der alleinige Austritt von Glaskörper ohne die Linse wird gewöhnlich herbeigeführt durch eine Axendrehung der Linse bei dem Versuche, dieselbe hervortreten zu lassen, indem die hyaloïdea an der tellerförmigen Grube einreiſst und die Linse sich verschiebt. Man gebe sogleich dem Auge Ruhe und suche dann die Linse wieder in ihre vorherige Stellung zu bringen durch sanften Druck mittelst des Daviel'schen Löffels, oder durch Eingehen mit einem Häkchen. Erst wenn dies geschehen, versuche man die Linse aus dem Auge zu treiben durch berechneten Druck und übe zugleich mit dem Daviel'schen Löffel einen Gegendruck gegen die Richtung, in welcher die Linse entwichen war. — Der Glaskörpervorfall wird begünstiget durch Verflüssigung des Glaskörpers, weſshalb bei dieser Verbindung der Staar jedenfalls im Liegen operirt werden sollte. Uebrigens kann auch der Glaskörper ohne Linse vorfallen, wenn in Folge fehlerhafter Beschaffenheit des Hornhautschnittes die Linse nicht austreten kann und sich an einer Seite anstemmt, so dafs der Glaskörper an der anderen Seite herausgedrängt wird. — Wenn die Verschiebung der Linse in den Glaskörper bevorsteht, so suche man dieselbe zurückzuhalten durch einen sanften Druck, welchen man dem eindringenden Rande gegenüber auf die sclera ausübt.

Kapselaustritt zugleich mit der Linse kann vorkommen bei sehr fester Kapsel und kleinem Staare; es ist dies wahrscheinlich eine Folge von Verdünnung der zonula Zinnii und von pathologischer Aufsaugung der dünnen Masse, mittelst welcher die hintere Kapselwand an der tellerförmigen Grube angelegt ist, aus welcher sie sehr leicht gelöst wird, wie z. B. der Versuch durch Maceration lehrt; es erfolgt defshalb hierbei nicht immer Glaskörpervorfall.

Der Kapselschnitt kann schwierig sein in Folge von Pupillenverengerung nach dem Abflusse des Kammerwassers, es geschieht dies bei reizbaren Augen und allzugrellem Lichteinflusse; man beruhige den Kranken und dämpfe die Lichtstrahlen; anderemale erweitert sich die verengerte Pupille äufserst langsam und spärlich bei seniler Rigidität der Iris, alsdann spalte man den Pupillenrand mit der doppelknöpfigen Scheere von Maunoir, oder bilde ein kleines Colobom nach oben, durch Ausschneiden eines Stückchens aus der Iris.

Das Concavwerden der vorderen Hornhautfläche nach Entleerung des Kammerwassers ist Folge der Verminderung des inneren Druckes und gleicht sich bald wieder aus. Dagegen kommt eine Querfaltung der Hornhaut vor, wobei zugleich die Wundränder ungefügig, steif sind und die Wunde klafft; es läfst dies auf krankhafte Sprödigkeit der Hornhaut schliefsen, und Eiterung derselben und Irisvorfall befürchten, wefshalb v. Graefe räth, in diesem Falle sofort ein Stückchen Iris auszuschneiden.

Nachbehandlung bei Segmentalextraction.

Der Linsenaustritt kann erschwert sein durch ungenügenden Hornhautschnitt, welcher dann zu verbessern ist. Liegt dagegen der Schnitt asymmetrisch entfernt von der Scleralgränze, so dreht sich beim Austreten die Linse etwas um ihre senkrechte Axe; hier sei man defshalb vorsichtig in der Ausübung des Druckes, weil dadurch die Druckwirkung auf den Glaskörper verschoben ist und derselbe leicht einreifsen könnte. Eine allzuenge Kapselöffnung erweitere man mit dem Cystotom.

Unmittelbar nach Vollendung der Segmentalextraction untersuche man, ob der Hornhautlappen fest anliegt und ob die Pupille rund, nicht verzogen ist und bringe Abweichungen hiervon in Ordnung; das Augenlid, welches der Extractions- oder Lappenrichtung gleichnamig ist, ziehe man etwas ab und lasse es dann darüber gleiten. Die Augen werden mit einigen Streifen Heftpflaster oder englischem Pflaster einfach und leicht verbunden. Der Kranke liege horizontal auf dem Rücken, mit etwas erhöhtem Kopfe, derselbe beobachte unbedingte Ruhe und für die ersten Stunden werde das Zimmer völlig verdunkelt und dasselbe alsdann stufenweise täglich weniger beschattet. In den ersten 24 bis 48 Stunden fliefsen in anfangs kürzeren, dann längeren Zeitabschnitten einige Tropfen Kammerwasser unter vorübergehend stechendem, oder drückendem Schmerz aus; diese Erscheinung hört auf nach erfolgter Vereinigung der Wundränder. Bei ungehindertem Fortgange der Heilung darf der Kranke am dritten Tage eine kurze Zeit lang in dem Bette aufrechtsitzen unter dem Beistande des Wärters, am fünften Tage kann man die Augen zur ersten Untersuchung öffnen, alsdann aber sind dieselben wieder zu verbinden bis zum achten bis neunten Tage, von da an können dieselben ohne Verband gelassen werden und man kann dem Kranken erlauben, einige Stunden lang aufserhalb des Bettes wohlverwahrt in einem Lehnstuhle zu sitzen; nach drei bis vier Wochen darf der Operirte das Zimmer verlassen.

Die schlimmen Zustände treten meist schon in den ersten zwei bis zehn Stunden auf, wefshalb die Nachbehandlung besonders in dieser Zeit sehr sorgfältig sein mufs. Wenn $1/2$ Stunde nach der Operation der Wundschmerz nicht nachgelassen hat, vielmehr das Auge mehr schmerzt und thränt, das obere Augenlid anfängt zu schwellen und erhöhte Wärme in der Operationsgegend gefühlt wird, dann sollen sofort eiskalte Umschläge gemacht werden mit leichten Compressen, welche häufig zu wechseln sind und so lange fortgesetzt werden, als sie dem Kranken wohl thun; aufserdem möge eine länger dauernde Blutung durch Nachsetzen eines Blutegels nach dem Abfallen eines anderen und durch gleichzeitiges Unterhalten der Blutung aus der Stichwunde des ersten angeordnet werden; erfolgt hierbei nicht Besserung, so ist die Anwendung von 1 gr. Calomel alle 2 St. zu empfehlen. v. Graefe wendet nach eingetretener Eiterung, welche meist nach 24 Stunden beginnt, Calomel in Zweigrangaben als Derivans an.

Linearextraction — extractio linearis. Die Extraction mit linearem Hornhautschnitte wurde von Pallucci (vergl. v. Graefe in A. f. O. I, 2, 219) bei Hülsenstaar und bei häutigem Nachstaare angewendet. Wardrop empfahl einen geradlinigen Querschnitt als allgemeine Methode, indefs leidet hier bei hartem Staare die Iris und Hornhaut von der austretenden Linse zu sehr durch Quetschung. Jaeger hat die Methode von Palucci weiter ausgebildet. Gibson brachte 1811 dieselbe als

Extractio linearis.

Hauptmethode für die Entfernung aller weichen Staare in Erwägung, benutzte sie indefs nur als Nachoperation der discissio. Travers verwandelte 1814 den geradlinigen Schnitt in einen kleinen Bogenschnitt. A. v. Graefe erhebt die Methode des linearen Schnittes zur Staaroperation und bezeichnet scharf die Anzeigen zu ihrer Anwendung aus der Diagnostik der Staarconsistenz.

Zur Vorbereitung wird die Pupille durch Eintropfen von Atropinwasser in das Auge erweitert und nachher, (was v. Graefe für alle Augenoperationen vorzieht) der Kranke in die Rückenlage gebracht. Der Instrumentenapparat besteht in der Hakenpincette, der Jaeger'schen Lanze, dem Kapselmesser, der Kapselpincette und dem Daviel'schen Löffel. Die Operation wird in drei Abtheilungen ausgeführt.

I. Die beiden Augenlider werden durch einen Gehülfen von einander gehalten mittelst der Finger. Zur Feststellung des Augapfels fafst der Operateur mit der Hakenpincette eine Bindehautfalte dicht an dem inneren Hornhautrande. Die Lanze wird auf der Schläfenseite der Hornhaut genau in dem Querdurchmesser 1''' von der Scleralgränze entfernt angesetzt, so dafs die Axe der Lanze in der wagerechten Durchschnittsebene des Augapfels, die Flächen der Lanze senkrecht zu dieser Ebene liegen. Die Spitze des Instrumentes wird ziemlich steil durch die Hornhaut gestofsen, alsdann flacher gelegt und die Klinge durch das Ausstrecken der Finger vorgeschoben zwischen Hornhaut und Linsenkapsel. Die äufsere Wunde betrage $2^1/_2$''', die innere 2'''. Beim Rückzuge fliefst Kammerwasser aus, die Iris und Linsenkapsel rücken vor, wefshalb der Griff mehr gegen die Schläfe des Kranken gelegt werden soll, damit die Klinge jenen Häuten ausweicht; hierbei ist es rathsam, die Spitze der Lanze zu heben, so dafs die obere Schneide wagrecht liegt, um nur die innere Wunde nach oben zu erweitern. Nach dem Auszuge wird die Hakenpincette abgenommen und dem Kranken bei geschlossenen Lidern einige Ruhe gewährt.

II. Zur Eröffnung der Kapsel wird das Cystotom oder ein Häkchen durch die Wunde gesenkt, in derselben Richtung wie vorher die Lanze, sodann flach und hart hinter der Hornhaut bis zu dem inneren Pupillarrande geführt, hier wird nach Viertelaxendrehung die Spitze in die Kapsel eingehakt und nun quer durch die Pupille in derselben Ebene etwas reifsend angezogen, dann wieder etwas vorgeschoben, die Viertelaxendrehung wird zurück gemacht und das Instrument in flacher Lage und hart an der Hornhaut aus der Wunde geführt. Während der Kapselöffnung erweitert sich die Pupille, die vorderen Staarmassen rücken nach der Wunde hin. Bei gleichzeitigem Kapselstaare wird anstatt des Cystotomes die Kapselpincette eingeführt und die vordere Kapselwand ausgezogen.

III. Zur Entleerung des Linsenbreies wird der Daviel'sche Löffel mit seiner convexen Fläche gegen den Wundrand an der Scleralfalze steil angedrückt, so dafs die Wunde klafft, der Druck wirke hierbei am zweckmäfsigsten nur auf die convexe Fläche des Löffels und zwar sanft nach dem Centrum des Augapfels hin, dem äufseren Linsenrande gegenüber, in dieser Richtung wird zugleich das Bersten der tellerförmigen Grube am sichersten verhütet. Zur Beförderung des entgegengesetzten Linsentheiles ist es räthlich, einen Finger an den Rand des Nasentheiles der Hornhaut flach anzudrücken, dem Daviel'schen Löffel gegenüber. Die Druckkraft soll während der Entleerung der Linse stetig vermindert werden. Wird auf diese Weise der Staarbrei nicht völlig entfernt, so wartet man die Ansammlung einer Schicht Kammerwasser ab, reibt mit dem flach auf die geschlossenen Lider gelegten Finger in kreisförmigen Bewegungen, läfst dann die Lider öffnen und wiederholt den Druck wie früher. Entweichen hierbei die Staarreste nicht, so möge der Daviel'sche Löffel eingeführt werden, mit Beibehaltung seiner Radialrichtung. Unvorsichtiges Einführen desselben veranlafst ungewöhnlich starke Wundreizung und führt öfter zu Verwachsung zwischen Hornhautnarbe und Iris.

Zufälle während der Linearextraction. Ungenügende Kapselöffnung werde erweitert, oder wiederholt. — Bei falscher Diagnose der Staarconsistenz schliefse man die Operation mit dem zweiten Acte, indem man dieselbe als discissio capsulae beläfst. Der diagnostische Fehler wird bemerkt bei dem flachen und stark verdünnten Staare — cataracta lactea, phakohydropsia — an dem centrifugalen Entweichen der Staarflüssigkeit durch den Glaskörperdruck gleich nach dem Abflusse des Kammerwassers, so dafs das Centrum momentan klarer oder völlig schwarz erscheint. Bei ungenügend weichem Staare mit hartem Kerne springen die vorderen Staarmassen nach Zerreifsung der Kapsel nicht vor.

Nachbehandlung bei Linearextraction. Das Auge wird mit Pflasterstreifen geschlossen, der Kranke in die Rückenlage gebracht und sein Zimmer verdunkelt; nach zwei Tagen löst man die Pflasterstreifen, erlaubt dem Kranken Lageveränderung und läfst das Zimmer allmälig weniger beschatten; nach acht Tagen ist der Schnitt fast spurlos vernarbt.

Nach fehlerhaften und unvollkommenen Extractionsversuchen bei falscher Diagnose entstehen entzündliche Erscheinungen zunächst durch die operativen Eingriffe und später durch Quellung des zurückgebliebenen Kernes. Die Operationsreizung tritt gewöhnlich innerhalb der ersten 24 Stunden ein und geht meist zurück unter der Anwendung von Eisumschlägen und Blutegeln; je nach

Befund ist vor der örtlichen Antipflogose ein Aderlafs zu machen. Die Druckerscheinungen durch Vergröfserung der Linse entwickeln sich nach 1 bis 2 Tagen und steigen meist bis zum 4. bis 8. Tage. Man suche sogleich im Beginne die Pupille zu erweitern durch Einträufelungen von Atropin. sulph. gr. 4 auf Aq. dest. unc. 1 in das Auge, alle 1—2 Stunden.

Bei heftiger Entzündung von einigen Tagen Dauer eröffne man die frühere Wunde, aus welcher gewöhnlich und leicht der jetzt erweichte Kern austritt.

Kapseleröffnung als Staaroperation — cystotomia.

Die Kapseloperation des Staares wird in Kapselschnitt — discissio — und in Kapselzerreifsung — dislaceratio — geschieden; der Kapselschnitt ist in zwei Methoden getheilt worden, nämlich in die Methode mit Hornhautstich — keratonyxis cum discissione, discissio per corneam — und in die Methode mit Skleralstich — scleronyxis cum discissione, discissio per scleram.

Discissio per corneam.

Discissio per corneam wurde zuerst von Beer mit seinem Staarmesser und von Conradi mit einem zweischneidigen Staarnadelmesser geübt, dann aber von denselben aufgegeben. Reil und Buchhorn führten sie wieder ein. Letzterer zerrifs die Kapsel mittelst einer krummen Staarnadel, welche er durch die Hornhaut an der Schläfenseite führte, an Leichen. Langenbeck vollzog zuerst diese Operation mit einigen Abänderungen an Lebenden.

Zur discissio per corneam wird das Auge durch Pupillenerweiterung mittelst Einträufelung von Atropinwasser oder anderer Mydriatica vorbereitet. Man verrichtet die Operation in drei Abtheilungen, mit der gebogenen, oder besser mit der geraden Staarnadel, und benutzt zur Feststellung des Augapfels den Ophthalmostat durch Einhaken desselben in die Bindehaut am inneren Augenwinkel — discissio. — Man kann anstatt durch den Ophthalmostat, durch leichtes Anlegen der Fingerspitze der nicht operirenden Hand das Auge fixiren.

I. Einstich und Führung der Nadel. Man erfafst die Nadel mit der entsprechenden Hand, so dafs die Kuppe des Zeige- und des Mittelfingers an der einen Fläche des Heftes etwa 2″ von einander entfernt liegen, der Daumen an der gegenüberliegenden Fläche in dem Zwischenraume zwischen den beiden Fingeranlagen fafst. Die Nadelspitze wird dem unteren äufseren Pupillarrande gegenüber angesetzt, mit der Richtung gegen den Mittelpunkt der Pupille, wobei die eine Nadelfläche nach aus- und abwärts, die andere nach ein- und aufwärts liege; — bei Anwendung einer gebogenen Nadel sei das Convexitätszeichen dem Operateur zugekehrt. — Der Einstich in die Hornhaut geschieht rasch in dieser Stellung und wird bei der Sichelnadel nach der Richtung des convexen Randes mit entsprechender Hebung des Heftes geführt, welches dann gleich nach gehobenem Widerstande zn senken ist, ohne die Stellung der Flächen zu ändern. In derselben Flächenstellung wird die Nadelspitze gegen den inneren oberen Kapselrand geführt.

II. Kapselschnitt. Man legt die Kapselwunde in die mittlere Kapselgegend von innen und oben nach aufsen und unten durch Bewegung des Heftes der Nadel gegen die Stirnglatze. Die Länge der Kapselwunde betrage in der Regel nicht mehr als 1—$1^1/_2$‴, damit die vordere Linsenmasse nur pilzförmig hervorquellen könne. Hierbei darf die Linse nur eben angeschnitten werden, weil sie sich sonst in Folge tieferen Einschnittes in dieselbe zu stark blähen würde. Man vermeide hierbei sorgfältig Verschiebung der Linse, denn die verschobene Linse könnte gegen die Ciliarfortsätze sich stemmen und entzündliche Reizung der letzteren hervorrufen.

III. Nadelrückzug. Die Nadel wird in umgekehrter Folge auf demselben Wege, auf welchem dieselbe eingeführt worden, vorsichtig zurückgeführt.

Nachbehandlung ist nach der einfachen discissio per corneam mit kleiner Kapselwunde gewöhnlich nicht nöthig. Wenn die Linsentheile sich hervordrängen, schütze man durch mydriatica die Iris gegen Druck. Bei allgemeinerem, schwammigem Hervortreten der Linsenmasse mit Reizungserscheinungen soll man sofort linear extrahiren. — Bei Stillstand der Aufsaugung in Folge von Verschlufs der Kapselwunde, wiederhole man die discissio; die Verschliefsung der Wunde erkennt man bei seitlicher Beleuchtung. Behandlung bei discissio per corneam.

Discissio per scleram schlug Henkel vor und verband sie mit reclinatio-depressio verticalis. Pott spiefste zugleich die Linse und suchte sie durch Axendrehung zu zerbröckeln. Adams zerschnitt zugleich die Linse. Discissio per scleram.

Discissio per scleram wird in drei Abtheilungen vollzogen, welche vollkommen gleich sind den drei ersten Momenten der reclinatio-depressio.

Dislaceratio hat Jaeger als Staaroperation aufgestellt und geübt. Dislaceratio.

Die Dislaceratio wird in zwei Abtheilungen verrichtet, deren Ausführung den zwei ersten Acten der Linearextraction wesentlich gleich kommt.

Die Staaroperation durch Verrückung der Linse lagert den Staar in verschiedener Weise an verschiedene Gegenden des Glaskörpers; dieser umschliefst dann die Linse und hält dieselbe dadurch in ihrer neuen Lage: depressio verticalis (Henkel) sucht denselben nach unten zu senken, sublatio (Pauli) aufwärts zu schieben. Ferrein spaltete die untere Hälfte der hinteren Kapselwand und versuchte die Niederdrückung der Linse durch diesen Verrückung der Linse als Staaroperation — dislocatio.

Spalt, seine Methode hiefs deshalb dépression à la boutonnière. Willburg's reclinatio drückte den Staar nieder, mit Umlegung seiner vorderen Fläche nach oben, seiner hinteren Fläche nach unten. Scarpa's depressio lateralis lagert den Staar seitwärts und schief gegen die äufsere Augenwand, so dafs der obere Rand der Linse schief nach rück- und aufwärts, der untere schief nach vor- und abwärts gerichtet wird. Alle diese Methoden verändern die Linsenstellung durch die sclera. — Buchhorn und Langenbeck haben durch die Hornhaut deprimirt. — Scarpa's Methode wird als reclinatio-depressio lateralis gegenwärtig allgemein geübt.

Reclinatio-depressio lateralis.

Die Seitwärtslagerung der Staarlinse — reclinatio-depressio lateralis — wird in vier Abtheilungen mittelst der nach der Fläche gekrümmten rauteförmigen Staarnadel oder mittelst der Sichelnadel vollzogen. Es eignen sich besonders etwas breite Nadeln. Jaeger hat hierzu seine Depressionsnadel eingerichtet. v. Graefe bedient sich seiner Sichelnadel mit breiter Basis. Zur Feststellung des Augapfels dient die Hakenpincette, welche in die Bindehaut an dem inneren Augenwinkel eingeführt wird. — Es ist gut, die Pupille einige Zeit vor der Operation durch Einträufeln von Mydriatica stark zu erweitern, die Iris ist alsdann weniger reizbar bei dem Drucke der umgelegten quellenden Linse.

1. Nadeleinstich. Es ist gut, die Blutgefäfse der Bindehaut durch gelindes Reiben vorher sichtbar zu machen, um dieselben beim Einstiche zu vermeiden und dadurch einem gröfseren Blutaustritte in das Conjunctivalbindegewebe auszuweichen. — Der Stichpunkt liege in der sclera an flachen Augen 1''', an vorspringenden $1^1/_2$''' von dem äufseren Hornhautrande entfernt, $^1/_2$''' unterhalb dem Querdurchmesser des Augapfels. An dieser Stelle werden

die Bindehaut, die sclera, die Aderhaut und der Glaskörper durchstofsen. Fiele der Punkt weiter rückwärts, so würden zugleich wichtigere Netzhauttheile verletzt, weiter nach vorn wird leicht die Iris von dem Ciliarbande getrennt oder sammt den Ciliarfortsätzen verwundet, worauf Erbrechen, innere Blutung und Entzündung folgen. Aehnlich verhalten sich die Folgen der Wahl des Punktes gerade in dem Querdurchmesser, weil hier meist die langen Ciliarnerven und die gröfseren Ciliargefäfse zerschnitten werden; der Einstich oberhalb dem Querdurchmesser würde die feste Handhabung des Instrumentes beeinträchtigen, indem der Stützpunkt am Jochbein wegfällt. — In dem Ansatze des Instrumentes sei die eine Fläche der Nadelklinge nach aufwärts, die andere abwärts gerichtet, weil bei senkrechter Stellung derselben eine stärkere Zahl von Ciliarnerven und Gefäfsen, welche zur Iris laufen, verletzt würden. — Die Nadelspitze sei gegen den Mittelpunkt des Augapfels gerichtet, weil durch diese Richtung des Einstiches der Augapfel zugleich fixirt wird. — Aus diesen Gründen werde das Heft der rauteförmigen Depressionsnadel gesenkt, schief von unten und aufsen nach oben und innen von dem Augapfel gehalten, dabei die Convexität der Lanze nach aufwärts gerichtet; — benutzt man die Sichelnadel, so werde ihr Heft wagrecht gehalten, so dafs das Convexzeichen dem Operateur zugekehrt ist. In einem Augenblicke der Ruhe wird die Klinge schnell eingestofsen nach der Richtung ihrer Convexkrümmung und so tief, bis die kleine Druckvertiefung der sclera völlig verschwunden ist.

II. Nadelführung. Das Heft der rauteförmigen Nadel wird gehoben, wagrecht gestellt und sein Convexzeichen dem Operateur durch Viertelaxendrehung zugekehrt : dadurch ist die convexe Lanzenfläche nach vorn, die concave nach hinten gerichtet; bei dem Gebrauche der Sichelnadel wird nur Viertelaxendrehung gemacht, wodurch das Convexzeichen abwärts zu liegen kommt: der convexe Nadelrand liegt dann gleichfalls abwärts, die Spitze aufwärts, die beiden Flächen nach vorn und hinten. Sodann drängt man das Heft mäfsig gegen die Schläfe und schiebt die Nadel zwischen den Ciliarfortsätzen und dem äufseren Rande der Linsenkapsel behutsam vor; in der Pupillengegend umgehe man die vorspringende Linsencurve durch entsprechende Annäherung gegen die Hornhaut und führe dann die Spitze des Instrumentes zu dem inneren oberen Pupillenrande. — Etwaige fadenförmige Verwachsungen zwischen Iris und Kapsel werden getrennt, indem man das Heft senkt und hebt, so dafs die Lanze flach zwischen Iris und Kapsel auf und ab sich bewegt.

III. Lagerung der Linse. Das Convexzeichen an dem Hefte wird schief nach auf- und einwärts gewendet, die concave Nadelfläche auf den Staar angelegt nahe dem oberen inneren Rande und alsdann das Heft gegen die Stirnglatze bewegt, bis dasselbe einen nahezu rechten Winkel zur senkrechten Ebene der Einstichstelle bildet: hierdurch wird der Staar auf den Boden des Auges niedergedrückt in den Raum, welcher dem Abstande zwischen dem äufseren und dem unteren geraden Augenmuskel entspricht. — In dieser Stellung dreht man das Heft mehrmals um seine Axe, zur Lösung der Nadel aus der Linse, damit der Staar nicht wieder emporgehoben werde bei der folgenden Senkung des Heftes.

IV. Der Nadelrückzug geschehe vorsichtig auf dem Einführungswege, in umgekehrter Reihenfolge der Stellungen desselben.

Früher durchschnitt man vor dem Acte der Verrückung der Linse die vordere Kapselwand und nach demselben die hintere Wand. Man wendet hierbei das Instrument so, dafs die eine Schneide der Depressionsnadel, oder die Spitze der Sichelnadel an dem oberen inneren Kapselrande anliegt und hebt alsdann das Heft gegen die Stirnglatze; hierauf wird behufs eines Kreuzschnittes die Klinge ebenso an den unteren inneren Rand angelegt und das Heft gegen die Nasenspitze bewegt.

Zufälle während reclinatio-depressio.

Bei Blutaustritt in das Bindegewebe der Conjunctiva beschleunige man die Operation und stille nachher die Blutung. — Bluterguſs in die Augenkammern aus Ciliar- oder Irisgefäſsen hindert nur bei groſser Menge die Vollendung der Operation und verlangt die Behandlung des Blutauges. — Anspieſsen des Krystallkörpers wird erkannt aus dem trüben Scheine der Nadelspitze und den Bewegungen des Krystallkörpers beim Versuche, vorzudringen: man ziehe die Nadel etwas zurück und verbessere ihre Führung; dasselbe geschehe bei Anstechen der Iris oder der Hornhaut. Verziehung der Pupille während der Umlegung des Staares rührt her von Verwachsungen desselben mit der Iris, man trenne dieselben. — Kleine Flocken lagern sich gewöhnlich vor der vorderen Rindenschicht; gröſsere Zerstückelung kommt bei diagnostischen Fehlern und ungenügender Härte des Staares vor: man belasse in letzterem Falle die Operation als discissio. — Wiederaufsteigen des Staares beruht fast immer auf unvollkommener Lösung aus seiner Verbindung an dem Glaskörper, man muſs dann denselben mit der Nadel umkreisen und wiederholt niederdrücken, oder ihn extrahiren, namentlich bei Uebertritt desselben in die vordere Augenkammer.

Nachbehandlung bei reclinatio-depressio.

Der Reclinirte liege mit verschlossenen Augen in einem verdunkelten Zimmer 8—14 Tage lang zu Bette, beobachte einige Zeit lang ruhige Rückenlage bei erhöhtem Kopfe und bleibe jedenfalls mehrere Wochen lang in dunkelem

Zimmer. — Zuweilen tritt Erbrechen ein als Folge von Quetschung der Ciliarnerven, dasselbe wird durch Opiatklystiere leicht gestillt. Das Auge werde bei ungestörtem Fortgange der Heilung nicht vor dem vierten bis fünften Tage untersucht und dann wieder für einige Tage geschlossen. Die ersten Sehversuche sind sehr vorsichtig anzustellen, unter Ausschlufs von glänzenden Gegenständen. — Trübung der Iris mit mangelhaftem Sehvermögen ist bedingt durch den Druck der geblähten Linse auf Ader- und Netzhaut : man sucht durch wiederholte Hornhaut-Paracentese zu helfen. — An dem ersten bis zweiten Tage tritt zuweilen iritis acuta auf, welche gewöhnlich zu beseitigen ist durch sofortige Anwendung von Eisumschlägen und Blutegeln, welchen man nach Umständen einen Aderlafs vorausschicken soll; man verbinde die kräftige Antiphlogose mit zweistündiger wiederholter Anwendung von Calomel gr. 1. — Nach mehreren Wochen oder Monaten entwickeln sich öfters deutlich die Folgen chronischer irido-choroïditis mit Sehstörung oder Verlust.

Aeufsere technische Verhältnisse bei Staaroperationen.

Die Ausführung der Staaroperationen geschieht im Allgemeinen entweder bei Rückenlage, oder beim Sitzen der Kranken, und entweder an beiden Augen mit der rechten Hand, oder an jedem Auge mit der ungleichnamigen Hand. Bei Verrichtung der Operation an beiden Augen mit der rechten Hand sitzt der Operateur für das linke Auge vor dem Kranken, für das rechte Auge setzt sich oder stellt sich derselbe hinter dem Kranken auf eine feste Erhöhung. Bei Operation an jedem Auge mit der entsprechenden Hand sitzt der Operateur für beide Augen vor dem Kranken. — Man kann bei gerade auffallendem Lichte operiren, es ist aber weit besser, wenn das Licht von der dem Auge entgegengesetzten Seite hereinfällt.

Bevor man die Vornahme einer Staaroperation beschliefst, ist es nothwendig, den gegebenen Fall mit den allgemeinen Bedingungen zur Staaroperation zu vergleichen, aus dessen Eigenschaften das Verfahren zu seiner Entfernung zu bestimmen und das Werthverhältnifs zwischen den verschiedenen Arten der Staaroperation abzuwägen.

Beurtheilung der Staaroperationsmethode.

Die Wahl der Staaroperation ist von gröfstem Einflusse auf den Erfolg. Wir entnehmen der klinischen Ophthalmologie, dafs diese Wahl hervorgehen mufs aus der genauen und umfassenden Diagnose der Eigenschaften der Staare und ihrer Träger :

Wahl der Staaroperationen.

Weicher Staar an jungen Personen. Für weiche Staare ohne harten Kern pafst die Anwendung der extractio linearis und der discissio. Die Linearextraction ist vorzüglich für Corticalstaar jugendlicher Leute und für geblähte Linsen in dem Wundstaare mit drohender iritis. — Discissio ist vorzuziehen im Allgemeinen an kleinen Kindern, weil sie nicht ruhig genug sind zur extractio linearis, ferner für Linsen, welche durch theilweise Aufsaugung sehr flach geworden sind, die centralen Staarmassen solcher Linsen würden nämlich nach Hornhautschnitt centrifugal verdrängt werden durch Glaskörperdruck nach Abflufs des Kammerwassers, der Kapselschnitt darf hierbei ausgiebig sein, weil flache Staare sich nicht blähen (v. Graefe). Discissio ist ferner vorzuziehen für den Schichtstaar mit normaler Linsenconsistenz, weil diese zu zähe ist für extractio linearis, die Kapselwunde soll hier mit geringer Vorsicht und in sehr geringer Ausdehnung gemacht werden, weil die noch durchsichtigen Linsentheile vorzugsweise quellungsfähig sind, dagegen bläht sich der reife weiche Staar nicht; aufserdem ist für Schichtstaar iridectomie mit Bildung eines kleinen Coloboma durch v. Graefe empfohlen. — Für weiche Staare mit zweifelhafter Beschaffenheit des Kernes wähle man discissio oder Extraction mit Lappenschnitt.

Harter Staar. Kernstaar. Altersstaar. Für Kernstaare an älteren Leuten paſst die Anwendung der extractio segmentalis, der reclinatio-depressio und der discissio als paracentesis capsulae. — Die Extraction mit Lappenschnitt gilt als Regel. Im Allgemeinen extrahirt man nach oben; dagegen wird der Schnitt nach unten gelegt, wenn der obere Kapselrand an die Iris geheftet ist und bei Unfähigkeit des Kranken, das Auge abwärts zu stellen. — Reclinatio wählt man unter Bedingungen, welche die extractio segmentalis ausschlieſsen, nämlich bei decrepiden Greisen mit seniler Hornhaut, fibrösem Hornhautringe — Gerontoxon senile —, rigiden Arterien, Atrophie der äuſseren Haut und bei sehr dyscrasischen Leuten, weil hier Eiterung der Hornhautwunde zu fürchten ist, ferner bei Kranken mit Lungenemphysem und manchen Cyphotischen, welche nicht ruhig liegen können, bei häufigem Blinzeln und Krankheiten der Augenliddrüsen mit Tarsalknoten, weil dann namentlich der Schnitt nach unten schwierig zu heilen pflegt. Man wähle zur reclinatio nur Staare mit ganz hartem Kerne, weil weichere Linsen durch ihre Aufquellung später gefährlich werden; — bei verschiedener Consistenz zweier Altersstaare an einem Kranken werde deshalb zuerst der weichere extrahirt und nach etwa schlimmem Verlaufe später der härtere niedergedrückt. — Discissio als einfacher Kapselstich kann bei Kernstaaren gemacht werden, wenn der Kern nicht sehr groſs, das Individuum nicht sehr alt ist. Der Kapselstich wird alsdann in 1—2 Monaten wiederholt, worauf jedesmal ein Zimmeraufenthalt von einigen Tagen für den Kranken nothwendig ist, der Heilungszeitraum würde 1—1½ Jahre betragen und der Kranke unterdessen in ärztlicher Aufsicht bleiben müssen.

Werthunterschied der Staaroperationen.

Die Herausnahme des Staares aus dem Auge — extractio — erfüllt sofort alle Forderungen an ein chirurgisches Heilverfahren, sie entspricht am schnellsten und am vollständigsten dem Heilzwecke. — Linearextraction und die Operation des Staares durch discissio capsulae mit berechneter Gröfse der Kapselwunde sind am ungefährlichsten. — Dislaceratio capsulae will die ganze vordere Kapselwand entfernen : bei grofser Kapselöffnung tritt nach 8—10 Tagen gewöhnlich eine gleichförmige vollständige Quellung der ganzen Linse auf, woran oft Druckerscheinungen des Auges sich reihen, welche die Sehfunction vernichten, wefshalb dislaceratio gefährlich ist und discissio den Vorzug vor derselben verdient. Discissio capsulae per scleram ist vornherein als Methode nicht scharf geprägt und schon darum nicht gangbar geworden, aufserdem kann man bei derselben die Gröfse der Kapselwunde nicht bestimmen, wefshalb dieselbe nicht empfohlen ist, wenn auch in der Reihe der ganz reifen weichen Staare und der flachen Staare keine schädliche Linsenblähung vorkommt. Bei discissio capsulae per corneam dagegen kann die Gröfse des Kapselschnittes genau bestimmt werden, wefshalb diese Methode der discissio zu empfehlen ist, sie bleibt gewöhnlich frei von Zufällen bei richtiger Diagnose der Staarconsistenz. — Die Operation des Staares durch Veränderung seiner Stellung — dislocatio — bringt in ihren späteren Folgen durch Aufblähung der Linse dem Auge häufig Gefahr. Hierher gehören die verschiedenen Methoden, deren Grundzüge in reclinatio-depressio enthalten sind. Der harte Kern einer reclinirten Linse scheint fast nie aufgesaugt zu werden, es sind Linsen nach mehreren

Jahren wieder aufgestiegen. v. Graefe berichtet den Sectionsbefund eines Mannes, welcher „4—5 Jahre vorher beiderseits reclinirt worden war“ : die harten Kerne der beiden Linsen sind vorhanden, der eine beträgt $2^3/_4'''$, der andere ist aufgestiegen und beträgt $2^1/_2'''$; das erstere Auge war vollständig erblindet durch fibrös-kalkige Gewebeveränderung der Aderhaut, Netzhaut und Kapsel. — Bei Seitwärtslagerung werden leicht untere äufsere Netzhauttheile verletzt, woraus Beschränkung des Sehraumes hervorgeht; die Linse ist für ihre neue Lagerstätte ein fremder Körper, sie wird hier von einer Umhüllungshaut umgeben, welche durch kanalförmige Auslaufer den Weg der Linse durch den Glaskörper bezeichnet; unter gewissen Bedingungen bewirkt sie von hier aus nachtheilige Folgen. Dieselbe kann alsdann Kreislaufstörungen in dem Auge hervorrufen und unterhalten, womit Blutungen, übermäfsige Ansammlung von Glaskörpermasse und pathologische Gewebebildungen sich verbinden, welche von dem Glaskörper aus durch narbige Schrumpfung Ablösungen der Netzhaut bedingen. Diese Erscheinungen entwickeln sich oft sehr allmälig und treten erst spät in unheilbarer Vollendung hervor, so dafs aus klinischen Ergebnissen anzunehmen ist, es werden nur $^3/_5$ der Reclinirten sehend bleiben. Im Hinblick auf Nachhaltigkeit stellt sich deshalb das Werthverhältnifs der Reclination niedriger, als das der Extraction mit Lappenschnitt, wiewohl beide Methoden in Bezug auf unmittelbaren Erfolg ziemlich gleich stehen und auf etwa 10% Verlust angeschlagen werden. Man kann sonach mit v. Graefe die Extraction als Operation der Regel, die Reclination als Ausnahmeverfahren schätzen. — Unter den Methoden der Segmentalextraction verdient der Schnitt nach oben (Jaeger) den Vorzug, weil sich der Hornhautlappen unter der Decke und dem Drucke des oberen Augenlides besser anlegt als bei dem Schnitte nach unten, wobei dieser natürliche Compressivverband geringer wirksam ist. Die Brückenbildung von Desmarres führt zuweilen Bindehautblutung herbei, das Blut ergiefst sich alsdann in die vordere Augenkammer und erschwert die übrigen Acte der Operation.

Bedingungen zur Staaroperation.

Ueber die Entwickelungsstufe der Operationsfähigkeit des Staares, die erforderlichen Gesundheitsverhältnisse seines Trägers, den Einflufs der Jahreszeit auf den operativen Eingriff, über das Zeitverhältnifs der doppelseitigen Operation und über einseitige Operation bei Gesundheit und bei geringer Staarbildung des anderen Auges hat man sich vorläufig geeiniget: Als Staarreife bezeichnet man die Vollendung der Trübung der ganzen Linse. Es ist im Allgemeinen rathsam, vor der Operation die volle Ausbildung der bestimmten Staarform abzuwarten; es gilt dies für die Extraction, weil alsdann die Entfernung vollständiger gelingt, für dislocatio und discissio, weil die reife Linse sich nicht bläht. Hierbei mufs indefs in Bezug auf discissio mit berechneter Schnittgröfse erwähnt werden, dafs durch dieselbe der Staar gleichsam künstlich gereift wird, so dafs wenn derselbe unter Vollendung seiner Entwickelung die kleine Kapselwunde einreifst, die Gefahr der Linsenquellung vermindert, oder vorüber ist. — Es ist sehr wünschenswerth, dafs der Allgemeinzustand des Staarträgers in die Breite der Gesundheit falle; auffallende Störungen mufs man vor der Operation zu beseitigen suchen, besonders in so weit dieselben die nothwendige Ruhe desselben beeinträchtigen. Es ist gut, Staarkranke, welche mit gichtischen Beschwerden behaftet sind, unmittelbar nach günstigem Erfolge einer passenden Badekur, z. B. nach vortheilhaftem Gebrauche von Wiesbaden, zu operiren. — Die Jahreszeit erscheint ebenso gleichgültig für die Vornahme der Augenoperationen, wie für die Verrichtung jeder anderen chirurgischen Operation; es ist dabei selbstverständlich, dafs bei ungünstiger Witterung und im Winter längeres Verbleiben in dem Zimmer und gröfsere Vorsicht vor Störungen nach der Operation nothwendig wird. — Die Operation an beiden Augen eines Individuums in einer Sitzung verdient den Vorzug vor der Einzeloperation der beiden bereits reifen Staare in getrennter Sitzung; die Prognose bleibt jedenfalls gleich, die Dauer der Nachbehandlung wird abgekürzt, durch etwaige schlimme Zufälle und deren Behandlung wird der Kranke geschwächt, geistig deprimirt und deshalb die Vornahme der zweiten Operation oft lange hinausgeschoben. — Aus der seitherigen Statistik der einseitigen Staaroperationen bei Gesundheit des anderen Auges geht hervor, dafs die Operation des Staarauges erlaubt ist, wenn dieselbe durch eine ungefährliche Methode verrichtet werden kann, wie bei Corticalstaar junger Personen durch Linearextraction, oder durch berechnete discissio. Das operirte Auge ist allerdings hyperpresbyopisch, dennoch findet wenigstens manchmal gemeinschaftliches Sehen statt, ohne Benachtheiligung durch die grofse Verschiedenheit der optischen Kraft beider Augen. Die beiden Augen der meisten Menschen haben normal ungleiche Brechkraft, ohne dafs deshalb Schielen, oder Doppeltsehen sich hervorbildet, oder die Ausdauer des Sehactes gestört wird. Indefs sind Fälle von einseitiger Staaroperation beobachtet, in welcher diese Abweichungen in dem Sehen sich entwickelten. — Die einseitige Staaroperation bei bereits begonnener Staarbildung des anderen Auges erscheint vollkommen gerechtfertigt, da der Zustand dieses Auges auf die Ereignisse an dem operirten Auge keinen Einflufs übt.

Nachstaar.

Es ereignet sich öfters, dafs nach vollkommen glücklicher Heilung von Staarkranken die Sehschärfe derselben sich allmälig verringert, so dafs diese Abnahme etwa nach Ablauf eines Jahres auffallend hervortritt. Dieselbe kann bedingt sein durch eine Abnahme der Sehkraft, oder durch Gewebebildung in dem Gebiete der Pupille. Die erstere Ursache ist die seltenere, sie wird erkannt mit Hülfe des Augenspiegels bei steilem Lichteinfalle aus den Graden der Klarheit, worin die Gegenstände des Augenhintergrundes erscheinen. Die krankhafte Gewebebildung in dem verlassenen Linsengebiete ist weitaus der häufigere Grund der verminderten Sehschärfe, sie ist die gewöhnliche Folge nach glücklich geheilten Staaroperationen. Es ist dies der Nachstaar — cataracta secundaria —. Jeder Nachstaar besteht aus Ueberbleibseln des Krystallkörpers und aus neugebildeten Kapseltheilen. Derselbe ist zu unterscheiden von dem Pupillenverschlusse — synizesis pupillae — in Folge von Staaroperationen, dem s. g. „iritischen Nachstaare"; dieser entsteht nach Eiterungen in der Iris, derselbe wird gebildet durch pathologisches Bindegewebe, welches durch Faserbrücken die Pupillenränder verbindet; zu seiner Beseitigung macht man am besten eine künstliche Pupille. Nachstaar.

Aus den Bildungsstufen des Nachstaares werden zwei Formen unterschieden, welche man als glashäutigen und als fibrösen Nachstaar bezeichnen kann. — In dem glashäutigen Nachstaare verschliefst eine neugebildete sehr dünne Hautlage die Kapselöffnung; die Kapselreste sind gegen die Peripherie des Pupillargebietes zipfelförmig zurückgezogen und gränzen sich von der neuen Hautmasse durch ihre weniger durchsichtigen Ränder ab, so dafs das Ganze das Ansehen einer spinngewebeartigen Trübung erhält. Wir erkennen den dünnhäutigen Nachstaar am genauesten mittelst Focalbeleuchtung, indem wir das schief auffallende Licht in der Untersuchungsgegend sammeln und unser Auge in die Richtung des zurückgeworfenen Lichtes bringen, so dafs wir uns von der spiegelnden, glatten Oberfläche der durchscheinenden Nachstaarhaut aus dem schwachen Lichtreflexe derselben überzeugen. — Der fibröse Nachstaar bildet dicke weifse Trübungen mit unebener körniger Oberfläche und besteht aus harten Hautlagen, welche sich an die Kapselreste anschliefsen und meist stellenweise verkalkt sind.

Nachstaaroperationen — Technik.

Die Entfernung der Nachstaare geschieht durch Zerschneidung mit Verschiebung — discissio-dislocatio — und durch Herausnahme — extractio. — Beide Operationen können durch die Hornhaut, oder durch die sclera ausgeführt werden. Zur Vorbereitung lasse man die Pupille durch mydriatica erweitern. Der Augapfel wird festgestellt mit der Hakenpincette. Bei Operation des Nachstaares durch discissio-dislocatio sollen nur die neu gebildeten dünnen Häutchen durchschnitten und zurückgeschoben werden.

Zerschneidung durch die Hornhaut.

Discissio cataractae secundariae per corneam wird mit einer geraden Staarnadel ausgeführt; Bowmann verrichtet dieselbe mit zwei Nadeln, derselbe fixirt den Nachstaar durch eine Nadel und löst ihn alsdann mit der anderen Nadel los. — Man bemerkt sich zuvor bei Focalbeleuchtung genau die Stelle für den Schnitt.

I. Einstich und Führung der Nadel: Man durchstöfst die Hornhaut an der äufseren Seite des Pupillargebietes, wobei die eine Nadelfläche nach aus- und abwärts, die andere nach ein- und aufwärts gerichtet ist, und führt die Nadel in die obere Gränze des Ortes für den Schnitt in der Pupille.

II. Schnittführung: Man vollführt einen kleinen Schnitt durch Heben des Heftes und hält in der Endstellung die Nadel einige Augenblicke, damit der Glaskörper sich vordränge und beim Ausziehen der Discissionsnadel zwischen die Schnittränder trete.

Nach der Operation möge der Kranke zwei bis drei Tage in dem Zimmer bleiben.

Discissio cataractae secundariae per scleram wird mittelst der Sichelnadel verrichtet. Zerschneidung durch die Sclera.

I. Der Einstich geschieht in der sclera $1'''$—$1^1/_2'''$ von dem äufseren Hornhautrande entfernt und $^1/_2'''$ unterhalb dem Querdurchmesser des Augapfels. Das Heft wird horizontal gehalten, die Nadel in der Richtung ihrer Convexität eingestofsen, sodann werden ihre Flächen durch Viertelaxendrehung parallel zur Iris gestellt und die Nadel vorgeschoben bis zur Schnittstelle.

II. Schnittführung: Man kehrt die Spitze der neugebildeten Masse zu und hebt das Heft gegen die Stirnglatze, so dafs die Nadel auf eine kleine Strecke in die Neumasse eindringe und dieselbe verlagere. Der Nadelrückzug geschieht in umgekehrter Ordnung auf dem Einführwege.

Extractio cataractae secundariae per corneam. Man bedarf zu dieser Nachstaaroperation die Jäger'sche Lanze, oder eine breite Paracentesenadel, ferner ein feines Häkchen, oder die Kapselpincette — serretèle. — Auszug durch die Hornhaut.

I. Hornhautschnitt: Man setzt die Lanze an der Schläfenseite der Hornhaut dem Pupillarrande gegenüber an, so dafs die Flächen senkrecht stehen, und stöfst die Spitze steil durch die Hornhaut, schiebt sodann das Instrument flach vor und erweitert beim Rückzuge den Linearschnitt.

II. Auszug des Nachstaares. Rasch nach Vollendung des Linearschnittes wird das Häkchen in derselben Weise wie vorher die Lanze eingeführt, dasselbe dreht man nun in der Nachstaarmasse mehrmals um seine Axe, so dafs die neugebildeten Häute sich darumschlingen und zieht dann dieselben aus. Oder man holt den Nachstaar mittelst der Kapselpincette, womit man gewöhnlich mehrere Male eingehen und fassen mufs.

Auszug durch die Sclera.

Extractio cataractae secundariae per scleram (Sichel). Der Instrumentenapparat besteht aus der Jaeger'schen Lanze, einer Staarnadel, der Scleralpincette und der Röhrenpincette von Sichel; letztere wird auch als Gewebeklammer — serretèle — bezeichnet.

I. Einstich. Die Jaeger'sche Lanze wird in dem wagerechten Durchmesser des Augapfels 4—5^{mm} von dem äufseren Hornhautrande entfernt an die sclera wagerecht angesetzt, so dafs ihre Flächen nach auf- und abwärts gerichtet sind. In dieser Richtung wird die Spitze der Lanze durch die sclera und die darunter gelegenen Häute eingesenkt.

II. Einführung der Nadel zur Trennung von Verwachsungen des Nachstaares mit der Iris in derselben Haltung, wie vorher die Lanze eingeführt wurde; alsdann Senkung der Nadelschneiden in senkrechter Richtung und Trennen der Adhäsionen durch Heben und Senken des Heftes.

III. Einführung der Pincette, Erfassen und Ausziehen des Nachstaares. Man führt das Instrument geschlossen ein, so dafs der eine Arm desselben nach vorn, der andere nach hinten gerichtet ist, schiebt dasselbe vor, öffnet es und fafst die Nachstaarmasse, schliefst die Pincette und führt sie vorsichtig aus.

Desmarres hat dieses Verfahren vereinfacht, indem derselbe die Irisadhäsionen mit dem langen Arme seiner Kapselpincette trennt. — Die frühere Methode von Quadri legte den Scleralschnitt vertical, parallel mit dem Hornhautrande.

Beurtheilung der Nachstaaroperationen.

Die Beschaffenheit des Nachstaares bedingt die Vornahme und die Art der Operation; im Allgemeinen für den Werthunterschied der einzelnen Methode giebt der Grad der Gefahr und der seitherige Erfolg derselben Anhaltspunkte.

Für glashäutige, dünnhäutige Nachstaare eignet sich discissio-dislocatio, sie lassen sich nicht herausnehmen; für fibröse, dickhäutige pafst extractio, weil diese jedenfalls zugleich dislocirt werden müfsten, und diefs nur schwer und selten dauerhaft gelingt, da sie meist wieder aufsteigen. Wahl der Nachstaaroperation.

Die kleine Operation des Nachstaares durch discissio per corneam ist ganz ungefährlich; dagegen kann discissio per scleram gefährlich werden durch Iridochoroïditis, wefshalb erstere vorzuziehen ist. — Extractio per scleram nach Quadri hatte den grofsen Nachtheil, dafs die Wunde klaffte; Sichel vermeidet diesen Nachtheil, indefs bleibt diese Methode mittelst der Scleralpincette sehr verwundend, mittelst Röhrenpincette — serretèle — verwundet dieselbe weit weniger, hat aber selbst als kleinere Operation ein ungünstiges Ergebnifs im Ganzen, so dafs fast 10% Verlust gerechnet werden. Die Ursache dieses unvortheilhaften Gesammtresultates ist nicht nachgewiesen; man sucht dieselbe in dem Abstreifen von Nachstaarmassen an dem inneren Wundrande, so dafs dieselben dort als fremde Körper wirken und choroïditis erregen könnten. — Die frühere Methode der extractio per corneam mittelst der Werthunterschied der Nachstaaroperationen.

Augen- oder Pupillenpincette führt leicht zu Glaskörpervorfall, oder zum Fassen der Iris. Weit vorzüglicher eignet sich deſshalb extractio partialis nach Jäger in ihrer Anwendung auf den fibrösen Nachstaar; v. Graefe benutzt anstatt des Staarhäkchens die feine Kapselpincette — serretèle. — Die Ergebnisse dieser Methode der extractio per corneam stellen sich bis jetzt günstiger, als diejenigen der (neueren) extractio per scleram.

Bedingung zur Nachstaaroperation. Wenn der Nachstaar nicht bedeutende Sehstörungen veranlaſst, so gilt im Allgemeinen der Grundsatz, daſs Nachstaaroperation nur gemacht werden soll nach Entfernung der Linse durch Aufsaugung oder durch Herausnahme aus dem Auge. Es hat sich nämlich herausgestellt (v. Graefe), daſs selbst die an Extrahirten völlig gefahrlose discissio des Nachstaars, nach Entfernung des Staares aus der Sehaxe durch reclinatio-depressio zuweilen sehr bedenkliche Folgen mit Pupillenverschlusse oder vollkommener Zerstörung des Augapfels herbeiführte. In einem solchen Falle beobachtete v. Graefe nach der Nachstaaroperation eine Lagenveränderung der früher reclinirten Linse.

Glaskörper.

Der Glaskörper füllt die Netzhauthalbkugel bis zu dem Krystall- und dem Ciliarkörper. Derselbe bildet die gröfste Menge des Augapfelinhaltes und ist äufserst durchsichtig und klar. Der Glaskörper vorzugsweise erhält Form und Umfang des Augapfels, derselbe besteht aus Schleimgewebe (Virchow), Gallertbindegewebe (Leydig) und enthält 98,4% Wasser, etwas Eiweifs und Kochsalz, nebst einer Umsetzungsstufe des Eiweifses, welche man als Proteïnkörper bezeichnet. Pappenheim fand zuerst in dem Baue des in kohlensaurem Kali erhärteten Glaskörpers concentrische Schichten. Brücke beobachtete bei Behandlung des Rinder- und des Schafglaskörpers ein System von concentrischen Häuten, ebenso Hannover an Thieraugen in Chromsäure, dagegen in dem Menschenglaskörper häutige Sectoren, in welchen die Glaskörpermasse liegt. Bowmann sah in Querschnitten des chromsauren Menschenglaskörpers Linien, welche an der Peripherie parallel mit diesen verlaufen und nach der Mitte hin radiär. Gerlach bestätigt die Beobachtung von Bowmann. Günsburg's Untersuchungsergebnifs an dem frischen Glaskörper eines dreimonatlichen Fötus belegt diese Ansicht, derselbe fand ein Fachwerk von Häuten, welche in der Medianaxe zusammenlaufen. In der tunica hyaloïdea erkennt Günsburg eine embryonale Gefäfsmembran. Nach Finkbeiner's Beobachtung mit HgCl sind die Sectorenwände mit Epithel belegt, ebenso die äufsere Fläche der hyaloïdea in ihrer ganzen Ausdehnung.

Nach meinen eigenen Untersuchungen an Querschnitten frischer Glaskörper von Schlachtschweinen liegen in regelmäfsigen Abständen Zellenreihen, welche radiär von dem

Centrum ausgehen und in der Nähe der Peripherie bis zu mehreren Linien auseinander weichen; an dem Glaskörperumfange werden diese Reihen zuweilen von mehreren Zellenreihen gekreuzt, welche parallel mit dem Rande verlaufen. Jede Zelle liegt von ihrem Nachbar in derselben Reihe etwa 1''' entfernt, die Zellen erscheinen sehr scharf, sie sind rundlich, mit einem Kerne versehen, und haben zum Theil klaren, zum Theil punktirten Inhalt. Der Querschnitt durch den gefrornen Glaskörper giebt ein Bild, welches dem Fasermaschengerüste des Schleimes von Virchow (Würzb. Verh. II, 150) vollkommen entsprechend aussieht. Virchow fand den Glaskörper an fötalen Schweineaugen aus einer knorpelartig gebauten Substanz: „runde, kernhaltige, stark granulirte Zellen, welche in ziemlich regelmäfsigen Abständen in eine homogene, stellenweise leicht streifige Grundsubstanz mit den chemischen und physikalischen Charakteren des Schleimes eingesetzt waren." Auch der Glaskörper der Erwachsenen besteht nach Virchow aus Schleimgewebe; Virchow schliefst, dafs die Zellen untergehen und die Intercellularsubstanz allein zurückbleibt. v. Ammon's Untersuchungen ergeben, dafs der Glaskörper aus dem Auge des menschlichen Fötus von 2—3 Monaten eine gallertartige Masse zeigt, die sich in einem eckigen Zellengerüste befindet, das sich von gröfseren zu kleineren ähnlichen Gestalten fortbaut, und eine Art Bindesubstanz ist, welche später zu breiten Wänden verschmilzt. Mit der Verschmelzung schreitet die Umfangsvermehrung des Glaskörpers fort, welche nach v. Ammon in einer „inneren parenchymatösen Fortbildung", „in spontaner Lamellirung" mit regelmäfsig gelagerten Schichten besteht. — An dem Glaskörper der Neugeborenen erkennt man deutlich ein zartes Fachwerk aus Bindegewebe, in dessen Zwischenräumen die Gallertmasse liegt (Leydig). Dieses Gerüste trägt in dem Fötus Blutgefäfse, seine Hauptscheidewände sind radiär angeordnet und weichen in ziemlich regelmäfsigen Abständen gegen die Peripherie auseinander, so dafs dieselben auf der Querschnittfläche des Glaskörpers eine Fächerform darstellen, wodurch der Glaskörper in dreieckige Räume mit gekrümmter Basis getheilt wird. Es ist diefs dieselbe Anordnung, wie sie in den von mir gesehenen Zellenreihen an dem Glaskörper etwa einjähriger Schweine besteht. — Das Gewebe der Scheidewände (Leydig) setzt sich in die Gränzhülle des Glaskörpers — membrana hyaloïdea — fort und diese verlängert sich als zonula Zinnii von dem Glaskörperrande zu dem Rande der Linsenkapsel. An der vorderen Wand in der tellerförmigen Grube ist die Hyaloïdea mit der hinteren Linsenkapselwand verbunden, so dafs zwischen dieser Verbindungsstelle und der zonula Zinnii ein Kanal bleibt — canalis Petiti —, welcher um den Linsenrand herumläuft und beim Lufteinblasen sich bauscht — canal godronné. In dem Zinn'schen Gürtel fanden Retzius und Finkbeiner quergestreifte Fasern. — An der entgegengesetzten, hinteren Fläche ist der Glaskörper mit der Netzhaut fest verbunden durch einen Ast der art. retinae centralis, welcher als art. capsularis in dem Fötus zur Linsenkapsel läuft und später obliterirt; auf diesem Wege ist die Arterie in dem Glaskörper von einem Glashautumschlage begleitet, welcher den canalis hyaloïdeus bildet. Finkbeiner unterscheidet an Ochsenaugen zwei Gefäfsstränge in diesem Kanale. Die Einsenkungsstelle der Arterie in den Glaskörper ist vertieft und bildet die area Marteggiana, welche an Ochsenaugen mit einem Zapfen (H. Müller), oder mit Ampullen (Finkbeiner) ausgefüllt ist; diese Füllmasse ist weifslich trüb und öfters eine Strecke weit in dem Gefäfsstrange zu verfolgen.

Glaskörperfehler.

Die pathologische Anatomie des Glaskörpers lehrt uns zwei Erscheinungsreihen zu unterscheiden, von welchen die eine den Bestandtheilen des Glaskörpers, die andere krankhaften Einlagerungen in den Glaskörperbau angehört. Alle Zustände, welche die Durchsichtigkeit, die lichtbrechenden Eigenschaften des Glaskörpers beeinträchtigen, führen auf verschiedene Weise zu Störungen in der Physik des Sehens, indem dieselben den Gang der Lichtstrahlen ablenken, oder hemmen : in dem ersteren Falle bewirken sie entweder einfache Ablenkung des Lichtes und dadurch Mifsgestaltsehen — metamorphopsia —, oder sie bewirken prismatische Ablenkung und dadurch Doppeltsehen. Hemmungen des Lichtes verschleiern in verschiedenem Grade die Sehschärfe, oder sie wirken auf Beschränkung und Unterbrechung des Sehfeldes. — Alle pathologischen Formen dagegen, welche die Gröfsen- und Dichtigkeitsverhältnisse des Glaskörpers treffen, stören zunächst die optische Kraft durch Veränderung des Abstandes der Linse von der Netzhaut, später stören dieselben Formen die nervöse Sehkraft durch Netzhautdruck bei Zunahme der Dichtigkeit des Umfanges, oder durch Loslösung der Netzhaut in Folge von Verkleinerung der Glaskörpermasse. — Es ist anzunehmen, dafs Wucherbildungen der Bestandtheile des Glaskörpers in der Form des pathologischen Gallert- oder Schleimbindegewebes auftreten und als Colloïdbildung aufgefafst werden können. Die Berechtigung zu dieser Annahme glaube ich ableiten zu dürfen theils aus den Eigenschaften des normalen Glaskörpersbaues und des Materiales, aus welchem derselbe hervorgeht, theils aus den pathologisch-anatomischen Ergebnissen an Glashäuten, wie dieselben bereits von Donders, H. Müller, Wedl vorliegen, wonach an Glashäuten sich Glaskugeln, Colloïdkugeln entwickeln, welche zu Schichten sich aneinanderreihen, oder zu Drusen sich anhäufen.

Die Glaskörperkrankheiten sind sehr vielgestaltig; sie finden sich meist in Verbindung mit anatomischen Veränderungen der Augenhäute und werden im Allgemeinen als Ausgangserscheinungen verschiedener Erkrankungsformen der Häute des Augapfels angenommen, namentlich als Folgen von Entzündungsformen der Aderhaut; indefs können dieselben auch aus der Glaskörpermasse selbst hervorgehen und verschiedene Erkrankungsformen des Augapfels in ihrem Gefolge haben, oder sie entwickeln sich gleichzeitig und unter gleichen Einflüssen mit einer Gesammterkrankung des Augapfels. Von diesem Standpunkte kann man dieselben in secundäre und in primäre Erkrankungen eintheilen. Als Folgezustände von Krankheitshergängen in anderen Augengebilden werden dieselben in den betreffenden Abtheilungen erwähnt; hier soll von denselben als Glaskörperveränderungen an sich ausführlicher die Rede sein.

Die Abweichungsformen der verschiedenen Eigenschaften des Glaskörpers vertheilen sich auf Umfang, Dichtigkeit, Durchsichtigkeit, Symmetrie, Lage und Verbindung der Glaskörpermasse und der Glashaut.

Umfangszunahme — Wassersucht.

Umfangszunahme — hydrophthalmos posterior.

Wassersucht — hydrophthalmos posterior. — Die Umfangszunahme des Glaskörpers giebt sich kund durch Vergröfserung und fluctuirende Spannung der hinteren Halbkugel des Augapfels, unter Entwickelung von Kurzsichtigkeit und mattgrauer Trübung des Augenhintergrundes. Hieran reihen sich Veränderungen in dem Baue und der Verrichtung der verschiedenen Augentheile und zuweilen des Gehirnes : die Sehschärfe ist vermindert, zugleich besteht Lichtscheue und Funkensehen, die Netzhautgefäſse sind verengert oder abgeplattet, das Sehen kann völlig erloschen sein; es ist wahrscheinlich, daſs alsdann Arterienpuls der Netzhaut vorhanden oder leicht zu erzeugen ist. Die Regenbogenhaut ist meist träge oder bewegungslos, die Pupille erweitert bis zum Verstreichen der Blende. Beim Aufheben der Augenlider erscheint die Sclera stark ausgedehnt und verdünnt, so daſs die Choroïdealfarbe bläulich durchschimmert, in der Gegend des Ciliarkörpers gränzt sich öfters ein dunkelblauer Wulst von 1—1½''' Breite, die Bindehautgefäſse sind erweitert, hyperämisch, die Hornhaut ist flach und in abnorm geringerer Ausdehnung sichtbar. In manchen Fällen entsteht kurz vor der Erblindung heftiger Kopfschmerz und Irrereden.

Nach einigen Sectionsbefunden (v. Ammon) ist der Glaskörper „wahrhaft flüssig", die Hüllen des Augapfels verdünnt und zum Theil verschwunden, so daſs die Netzhaut in der Aequatorialgegend aufhört, die Aderhaut hellbraun, fast pigmentlos erscheint und von einzelnen Varices durchzogen ist, Sclera und Hornhaut sehr dünn sind.

Alle Erscheinungen lassen sich auf Umfangsvermehrung des Glaskörpers durch Wasserzunahme zurückführen, sowohl die primären der fluctuirenden Wölbung mit Kurzsichtigkeit und mit Trübung des Augenhintergrundes, als auch in manchen Fällen die secundären : indem durch den Intraoculardruck zunächst der Kreislauf und hiermit die Function der Netzhaut gehemmt, allmälig der Bau aller Augenhüllen zertrümmert wird und der Druckatrophie anheimfällt, welche selbst auf die Augenhöhle sich erstreckt.

Als Verbindung ist öfters beobachtet Wassersucht der Linse : es wölbt sich die Kapsel stärker und drängt die Regenbogenhaut vor. Die Linse trübt sich sehr allmälig und ist öfters graugrünlich gefärbt.

Die selbstständige Entstehung der Wassersucht des Glaskörpers kann als krankhafte Bildung der Intercellularsubstanz aufgefafst werden, ist indessen hypothetisch. Die Betrachtung des hydrophthalmos posterior als Folge des Eintrittes von Wasser setzt pathologische Exosmose voraus aus erweiterten Gefäfsen, in Folge von Krankheiten der Netzhaut und der Choroïdea.

Heilung ist selten, dagegen folgt meist Atrophie des Augapfels oder doch unheilbare Blindheit. Jedenfalls hat die Behandlung den Versuch zu machen, den Rückgang des Uebels durch Aufschlagen von Jod, Jodkaliumwasser und durch inneren Gebrauch von Jodkalium einzuleiten. — v. Graefe macht hierbei Iridectomie zur Sicherstellung der retina und der Sehnervenpapille gegen die Einwirkung des Intraoculardruckes. — Wenn die Lider den hydropischen Augapfel nicht mehr decken, so entstehen fortwährend ophthalmitische Reizungen, welche durch Mittheilung an das Hirn dem Leben Gefahr drohen. In diesem Falle macht man theilweise Ausrottung des Augapfels, indem man ein Stück Hornhaut wegschneidet, Linse und zum Theil den Glaskörper austreten läfst. Man belegt sodann das Auge mit Heftpflasterstreifen und kalten Aufschlägen. Es bleibt nach der Heilung ein Stumpf zurück, welchen man zur Einsetzung eines künstlichen Auges benutzen kann.

Umfangsabnahme.

Atrophia corp. vitr.

Verkleinerung — atrophia corporis vitrei. — Der Augapfel ist in allen Richtungen um 1'''—2''' verkleinert, die Spannung seiner Häute ist in verschiedenem Grade vermindert, erschlafft, die Gestalt des Augapfels eckig, indem die Scleralwölbung unter den geraden Augenmuskeln besonders stark abgeplattet ist; das Sehen ist sehr vermindert oder völlig erloschen, die Regenbogenhaut träge oder gelähmt und verblafst, der Glanz des Auges matt. Die pathologische Anatomie atrophischer Augen weist nach, dafs der Glaskörperbau geschrumpft ist und von Strängen durchzogen wird, welche aus verschiedenen Stufen von weichen gallertigen zu festen glashäutigen Massen bestehen, worin Zellen und Zellenkerne eingelagert sind. Zuweilen bilden sie ein unregelmäfsiges Netz, dessen Zwischenräume mit Flüssigkeit gefüllt sind. Das Bindegewebe der tunica hyaloïdea ist gleichfalls geschrumpft, fester und erscheint in deutlichen weifsen Netzzügen und Strängen, in welchen stellenweise Zellenhaufen liegen, oder grofse Körnerkugeln eingeschichtet sind; in hohen Graden der Atrophie ist der Glaskörper erst nur als ein kleiner geschrumpfter Strang zu erkennen. Die Glaskörperstränge haften an Punkten, oder gröfseren Flächen der Netzhaut, des Ciliarkörpers, der Linsenkapsel oder der Hornhaut (bei fehlender Linse). Die Netzhaut ist in verschiedenem Umfange abgelöst und bildet eine Trichterform, welche die Glaskörperreste einschliefst; die abgelösten Stellen sind an den Strängen befestigt und springen nach innen vor; in den Zwischenräumen zwischen den Ablösungen buchten sich kugelförmige Blasen von 3—5^{mm} nach aufsen. Aus dieser Form der Netzhautablösung schliefst H. Müller, dafs dieselbe durch Zug von Innen bewirkt werde, so dafs „die im Inneren des Augapfels schrumpfende

Masse alle Theile, an denen sie fixirt ist, an sich zieht." Die übrigen Augapfelgebilde zeigen verschiedene Stufen und Formen rückgängiger Umwandlung, namentlich Fettmetamorphose und Verkalkung, die Blutgefäfse sind zum Theil in Bindegewebestränge umgewandelt, daneben bestehen sehr erweiterte Netzhautgefäfse, Blutlager und blutige Eitermassen. — Hannover (d. Auge) hat eine Pflanzenbildung in dem Inneren eines atrophischen Auges beschrieben.

Dichtigkeitszunahme.

Verdichtung des Glaskörpers — glaucoma. — Der Augenhintergrund schillert mattgrün in verschiedenen Schattirungen dieser Farbe, so dafs dieselbe meist bläulich, meergrün — *γλαυκος* — erscheint. Die Pupille ist über die mittlere Gröfse erweitert, die Regenbogenhaut bewegt sich träge und antwortet spät oder gar nicht auf Lichteinflufs, mag derselbe auf das kranke, oder auf das zweite etwa noch gesunde Auge statt finden. Der Augapfel ist härter, tritt in verschiedenem Grade stärker hervor und ist namentlich in der Aequatorialgegend mehr gewölbt als normal. Die Augapfelbindehaut ist mattglänzend und hat einen trüben bläulichen Schein, einzelne Scleralgefäfse sind erweitert. In der Nähe des Sehnerveneintrittes sind die centralen Netzhautgefäfse flacher, breiter als normal, an der Randgegend der Sehnervenpapille verschwinden einige plötzlich, ihre Fortsetzung erscheint auf eine kurze Strecke unterbrochen, sie treten tiefer in dem Sehnerven an der Axe desselben etwas verhüllt wieder auf, andere erscheinen eingeknickt. Dieses Verhalten der Gefäfse hängt zusammen mit einer Niveauveränderung der Sehnervenpapille, ins Besondere mit einer abnormen, steilen Grubenbildung in derselben. Zugleich bemerkt

Glaucoma.

man Arterienpuls der Netzhaut; derselbe ist entweder spontan vorhanden, oder sehr schnell durch einen leichten Fingerdruck auf das Auge hervorzurufen. Bei der Diastole des Herzens werden die Arterien fast blutleer und bei jeder Systole des Herzens sieht man das Blut mit grofser Schnelligkeit einströmen, die Blutleere umfafst ein kürzeres Zeitmafs, als die Füllung. Der normale Venenpuls der Netzhaut ist deutlicher sichtbar und zeigt einige Verschiedenheiten: die Ausdehnung der Venen ist entweder normal isochromisch mit dem Zusammenfallen der Arterien, oder ihre Ausdehnung trifft mit der Ausdehnung der Arterien zusammen. Die Sehstörung besteht anfangs in Fernsichtigkeit, später erscheint das Gesichtsfeld verdunkelt und das Sehen erlischt vollkommen. Zwischendurch kommt subjectives Funken- und Farbensehen öfters vor. Zuweilen gesellt sich eine blafsgrüne Färbung des Krystallkörpers hinzu.

Diese Zustände bleiben entweder auf sich beschränkt, oder sie werden von einer anderen Erscheinungsreihe zeitweise durchflochten und verbinden sich dauernd mit einer weiteren Reihe von Gewebeveränderungen.

Die zeitweise Erscheinungsreihe bei Glaucom tritt auf unter heftigen Schmerzen, welche von dem Auge nach Stirne, Wange, Schläfe, Hinterkopf sich ausbreiten, gewöhnlich in Anfällen, nach freien Zwischenräumen von unbestimmter Dauer sich wiederholen und meist während der Nachtzeit kommen. Diese Anfälle sind mit vermehrter Blutüberfüllung der Bindehautgefäfse verbunden, welche allmälig abnimmt und oft nach wenigen Minuten wieder ausgeglichen ist; gleichzeitig wird das Kammerwasser trübe. Ein solcher Anfall kann spurlos verschwinden oder Folgen zurücklassen, welche in verschiedenem Grade fortbestehen, oder der Ausgangspunkt verschiedener Umwandlungen werden, woraus eine weitere Reihe von Gewebeveränderungen bei Glaucom hervorgeht, welche in einer gewissen Höhe stationär bleibt, oder in verschiedenen Formen pathologischer Rückbildung zu Atrophie des Augapfels führt : In dem Falle, dafs eine weitere Reihe von Umwandlungen des Glaucomauges sich an diesen Anfall knüpft, werden die Regenbogenhaut und der Ciliarkörper nach vorn gedrängt, wobei die Pigmentlage des Pupillarrandes stellenweise nach vorn umgestülpt erscheint, die Irisfarbe sich dunkelt, die Scleralfalze gehoben wird, wodurch die Hornhautwölbung flacher wird und ein trübrother Gefäfsring in schmalem Abstande ihren Rand umzieht; häufig gesellt sich Blutaustritt zur Ausgleichung der plötzlichen Gefäfsanschwellung und bildet Ecchymosen in dem Netzhautgewebe und Blutungen in dem inneren Augapfelraum. In dem Blutergusse entwickeln sich meist Eiterzellen und bilden das hintere Eiterauge — Pyophthalmos posterior — durch Füllung der hinteren Kammer, oder sie beschmutzen die inneren Augenhäute und überziehen den Pupillarrand mit einem blutigen Eitersaume. Die Uvealgefäfse erweitern sich und treten in bläulichen Hügeln an der Augapfeloberfläche vor, namentlich in Form des staphyloma annulare in der Gegend des Ciliarkörpers. Allmälig schrumpfen alle Augapfelgebilde auf dem Wege pathologischer Rückbildung und Aufsaugung, zuweilen erhält ein dünnes Skelett von Kalkschalen die Kugelgestalt des Augapfels.

Als Entwickelungserscheinungen des Glaucoma haben sich herausgestellt und bilden das Prodromalstadium : langsamere Beweglichkeit des Augapfels, Zunahme der Aequatorialwölbung mit Abflachung des vorderen Augapfelschnittes und mit Fernsichtigkeit, vorübergehende, plötzliche Verdunkelung des Gesichtsfeldes in Form von sich senkenden Wolken; diese zeitweise augenblickliche Verdunkelung wiederholt sich in zunehmend rascherer Zeitfolge. Die blafsgrüne Färbung des Krystallkörpers erscheint fast immer erst nach Ausbildung der Veränderung der Dichtigkeit und Färbung des Glaskörpers.

Der Verlauf des Glaucomes ist manchmal abweichend von dieser Beschreibung, so dafs dasselbe sehr frühzeitig, oder gleich vornherein mit entzündlichen Erscheinungen auftritt; man hat deshalb ein acutes inflammatorisches Glaucom und ein chronisches unterschieden.

Die Träger des Glaucoms sind fast immer decrepide alte Leute, oder vorzeitig marastische Personen mit s. g. gichtischem Habitus. Zuweilen ist das Glaucom mit grauem Staare — cataracta — verbunden, welcher nach den bisherigen Beobachtungen immer bereits vor der Entwickelung der Glaskörperkrankheit entstanden war.

Geschichtlich läfst sich die Bekanntschaft mit den Erscheinungen an dem Glaucomauge in die Kenntnifs vor und nach der Erfindung des Augenspiegels scheiden, so dafs durch diese Erfindung von Helmholtz 1852 eine neue Zeitrechnung für die Geschichte des Glaucoms beginnt. Die Entdeckungen auf diesem Gebiete durch E. Jaeger, A. v. Graefe, H. Müller, R. Foerster liefern die Belege hierzu. — Ueber die Herkunft des Glaucoms sind noch jetzt die Ansichten getheilt; dieselbe wird abgeleitet aus dem Glaskörper, aus der Netzhaut, aus der Aderhaut, beziehungsweise Traubenhaut und aus dem Gesammtaugapfel.

Die älteste Geschichte fafst das Glaucom als Entmischung des Glas- und des Krystallkörpers auf; Rufus von Ephesus, 1. Jhrh. n. Chr., vgl. Oribasius und Paul von Aegina ed. Stephan. 1567, VIII, cap. 47, pag. 130, III, cap. 22, pag. 438. Seitdem hat man seinen

Sitz theils in verschiedene einzelne, theils in alle Gebilde des Augapfels verlegt: 1) Als Glaskörperleiden wird dasselbe betrachtet von Alemann. Adrian 1557, bedingt durch Farbenveränderung der brechenden Mittel, ebenso von Brisseau 1708 und Plattner 1745, dagegen von Desmonceaux 1786 und Arnold 1760 aus Sehnervenlähmung, von Beer 1792 aus Entzündung oder Gicht, von Mackenzie 1832 wird zugleich der Intraoculardruck und dessen Folgen bezeichnet und hervorgehoben, nach Jüngken 1836 ist dasselbe in gichtischer Entzündung bedingt. 2) Als Linsenentartung betrachtet das Glaucom Saint-Yves 1722 mit Sehnervenlähmung, Taylor 1750 mit Intraoculardruck und seinen Folgen auf Kreislauf, Sehkraft, Verschiebung der Augentheile. 3) Netzhautsitz wird dem Glaucome angewiesen durch Arnemann 1801, v. Walther 1810, Weller 1830; in Sehnerv und Netzhaut verlegt denselben v. Wenzel 1808. 4) Choroïdealsitz wird aufgestellt von Autenrieth 1807 als Choroïdealkrätzpustel, von Canstatt, Sichel 1831 als Folge und Ausgang einer choroïditis, von v. Ammon 1838 mit Zuzug der Centralgefäfse — als Apoplexie und Entzündung —, von Chelius 1839 als gichtische Gewebeveränderung, von Schröder van der Kolk 1841 als fibroalbuminöse Exsudation zwischen Choroïdea und Netzhaut, von Sichel 1841 als entzündliche und statische Gewebeveränderung, von Ruete 1845 als Ausgang der choroïditis bei dyscrasischen, vorzüglich bei arthritischen Personen, von Fischer 1846 als Choroïdealgicht, von Arlt 1853 als venös-dyscrasische Entzündungsform, von v. Graefe 1857 als iridochoroïditis mit Durchtränkung der Augenflüssigkeiten und Vermehrung des Kammerwassers, wodurch Intraoculardruck entsteht, von v. Hasner 1858 als entzündliche Ergiefsung in den Augapfelraum. 5) Allgemeine Augapfelkrankheit ist das Glaucom nach F. Jaeger 1820 als Augengicht, Demours 1821 als Blut- und Lymphgefäfsentzündung des Augapfels mit Entzündung der Beinhaut in der Augenhöhle und der Stirnhöhlenschleimhaut, Rosas 1834 als gichtische Lymphcachexie, Schindler 1842 als krankhafte Ernährung, Warnatz 1844 als Gichtlocalisation, Desmarres 1847 und Stellwag v. Carion 1855 als Gesammterkrankung des Augapfels, E. Jaeger 1858 als Ergebnifs einer Ophthalmia arthritica.

Diese Ansichten gehen von einem Punkte nach allen Richtungen auseinander; die Kernfrage nach dem „Wesen" des Glaucomes sammelt dieselben wieder in einen Vereinigungspunkt, sie alle verlangen zur Bildung des Glaucomes eine ganz besondere Form des Erkrankens; aber aus diesem Bildpunkte weichen die Ansichten wieder auseinander, denn die besondere Form mufs sehr verschieden geprägt sein, indem die Abstammung als neuroparalytische, arthritische, fibrös-albuminöse, entzündliche, scabiöse, venös-dyscrasische, phlebitische, lymphangitische, cachectische angegeben wird. — Weit entfernt zu behaupten, dafs das Glaucom stets in gleicher Weise entspringt, will ich nur versuchen, den Erscheinungskreis desselben zu zerlegen und auf gewisse, nur für Einzelfälle wahrscheinliche Bedingungen zurückzuführen, ferner die Hergänge, wenn das Glaucom zeitweise durchflochten wird, nebst deren bleibenden Folgen zu begründen.

Erklärungsversuch des Glaucoms als Glaskörperkrankheit. Es ist Thatsache, dafs die frühesten anatomisch-physikalischen Erscheinungen der meisten Glaucome bestehen in stärkerer Spannung des Augapfels mit einem blaugrünen Scheine in dem Augenhintergrunde : die Häute des Augapfels enthalten nicht den Grund zur Vergröfserung der Spannung desselben, dieser Grund mufs also in den

Massen liegen, welche von den Häuten umschlossen sind, die Untersuchungsergebnisse des Krystallkörpers und des Kammerwassers weisen uns ab, der Grund mufs demnach in dem Glaskörper gesucht werden. Wir werden annehmen, dafs der Glaskörper verdichtet ist und dafs zugleich seine Zusammensetzung oder sein Gefüge in einer Weise sich verhält, dafs dadurch jene blaugrüne Färbung zu Stande kommt. Diese Färbung erscheint als eine physikalische, hervorgegangen aus einer Zusammenstellung der schwarzblauen Farbe des Augenhintergrundes bei gewöhnlicher Beleuchtung und einer pathologischen Farbe der Glaskörpermasse, wofür wir aus dem grünen Effect gelb, ins Besondere goldgelb aufstellen müssen. Die Fernsichtigkeit in dem Glaucome dürfte zunächst aus der vermehrten Dichtigkeit des Glaskörpers hervorgehen, wodurch seine Verschiebbarkeit in dem Acte der Accommodation erschwert und somit die optische Kraft des Auges vermindert wird. Der Arterienpuls in der Netzhaut kann künstlich hervorgebracht werden an dem normalen Auge durch einen stetig zunehmenden Fingerdruck auf die Aufsenfläche des Augapfels, ohne dafs dieser Druck lästig wird. Aus den Untersuchungen von Donders hat sich herausgestellt, dafs hierbei die Gefäfse sich mehr und mehr verengern und alsdann bald der Arterienpuls zum Vorschein kommt. Derselbe berechnet $1/3$ des ganzen Rhythmus für die Blutleere, $2/3$ für die Füllung der Arterien. v. Graefe hat diese Entstehung des Arterienpulses bereits dahin erklärt, dafs der äufsere Druck bei der Systole des Herzens durch den inneren Blutdruck überwunden wird, so dafs hiernach im Ganzen sehr wenig Blut durch die Netzhaut strömt und bei der Systole des Herzens mehr Blut in der Netzhaut vorhanden ist, als bei der Diastole. In dem Glaucom ist Arterienpuls in der Netzhaut völlig, oder nahezu entwickelt, so dafs in dem letzteren Falle ein leiser Druck denselben sofort hervortreten läfst. Es ist wahrscheinlich, dafs derselbe durch Druck des verdichteten Glaskörpers auf die Netzhautgefäfse erzeugt wird, oder bereits ein gewisser Grad seiner Bedingungen dadurch erreicht ist. — An die Erscheinung des Arterienpulses durch Druck auf das normale Auge knüpft sich nach ein paar Secunden (Donders) Verdunkelung des Gesichtsfeldes, so dafs sich die Sehgegenstände anfangs noch „Schemenartig" darstellen und bei etwas stärkerem Drucke bald gänzlich verschwinden. Es liegt nahe, anzunehmen, dafs die glaucomatöse Erblindung mit dem Erscheinen des Arterienpulses, oder eines Grades seiner Bedingungen zusammenfällt und davon herrührt, so dafs dieselbe hiernach auf Störung des Kreislaufes und Stoffwechsels der Netzhaut beruht. Aufserdem ist es wahrscheinlich, dafs auch die periodische Verdunkelung und deren häufigeres Auftreten kurze Zeit vor dem Eintritte der dauernden Erblindung mit solchen Kreislaufstörungen zusammenhängt, deren augenblickliche Ausgleichung nach jeder Wiederholung weniger ausreichend wird. Die pathologische Empfindung der Netzhaut, welche als Funken- oder Farbenerscheinung subjectiv wahrgenommen wird, kann ebenfalls mit Kreislauf- und Ernährungsstörungen der Netzhaut in Verbindung gebracht werden. — Der Venenpuls an der Netzhaut ist von Coccius entdeckt worden; derselbe ist am deutlichsten an den „platten scheinbar spitz zulaufenden Venen" (Donders). In eine solche Form bringt der Fingerdruck auf das Auge den Venencylinder. In dem Glaucom wird offenbar die Bedingung zur Abflachung der Venen und hiermit des allgemeineren Sichtbarwerdens des Venenpulses in dem Drucke des dichteren und vergröfserten Glaskörpers liegen. — Das Verhalten der Netzhautgefäfse innerhalb der Sehnervenpapille bei Glaucom hat E. Jaeger dargestellt und zugleich zuerst auf eine Formveränderung des Sehnerveneintrittes aufmerksam gemacht, welche nach ihm für eine Hervorwölbung gehalten wurde. v. Graefe hat dieselbe sodann als Vertiefung an Lebenden erkannt, H. Müller konnte diese Grube an der Eintrittsstelle des Sehnerven bei Glaucom anatomisch nachweisen und bemerkt, dafs dieselbe auf die durch v. Graefe hervorgehobene Vermehrung des intraocularen Druckes sich zurückführen lasse. Nach R. Foerster überzeugt man sich am besten von der Vertiefung durch Untersuchung im aufrechten Bilde bei möglichst starker Pupillenerweiterung : Man bemerkt alsdann, dafs die feinen Gefäfschen, welche von aufsen, von unten und von oben her kommen, fast immer, indem sie den Rand des Sehnerveneintrittes, beziehungsweise bei Glaucom die Scheibenform desselben überschreiten, knieförmig sich einbiegen oder wie zerschnitten (v. Graefe) erscheinen, mit seitlicher Verschiebung ihrer scheinbaren Enden; betrachtet man nun dieselben von der entgegengesetzten Seite, so kann man das vorher dem Blick entzogene Zwischenstück erkennen. Die Gefäfspforte liegt nach innen verschoben in der Richtung der Sehnervenaxe und bildet die hellste Stelle. R. Foerster schliefst hieraus, dafs diese Stelle zugleich die tiefste ist und die Grube einen Trichter bildet, indem diejenige Wandstelle am stärksten reflectirt, welche vom Lichte in senkrechter Richtung getroffen wird. In Bezug auf das Zustandekommen der Grubenbildung in dem Glaucome will ich mir einige Andeutungen erlauben. In dem normalen Venenpulse weicht die Sehnervenpapille bei jedem Ausdehnungsmomente zurück und eine dauernde flache Grube derselben von 0,3—0,5^{mm} scheint (H. Müller) noch in die Gesundheitsbreite zu fallen. Es ist hiernach wahrscheinlich, dafs eine Grubenbildung bei Glaucom, welche diese Tiefe überschreitet und zugleich die Merkmale von Atrophie des Sehnerveneintrittes besitzt, durch höheren Blutdruck in den Gefäfsen der Papille bedingt ist.

Alle Erscheinungen in dem Glaucome deuten somit darauf hin, dafs denselben eine vergröfsernde Verdichtung des Glaskörpers zu Grunde liegt, deren Gefäfse oder Farbe zugleich die blaugrüne Färbung des Augenhintergrundes hervorruft. Ich vermuthe, dafs diese vermehrte Dichtigkeit in der Umwandlung des normalen Gallertgewebes in pathologisches besteht, also eine Colloïdbildung darstellt. Die Colloïdbildung überhaupt geschieht durch Umwandlung des Inhaltes normal vorhandener, oder krankhaft neugebildeter Zellen (A. Foerster). In dem frischen Glaskörper von Schlachtschweinen und Ochsen fand ich als beständigen Bestandtheil schöne, rundliche Bläschenzellen mit centralem Kerne und meist völlig klarem Inhalte, welche bei Vergröfserung 350 in Abständen von 1'''—$1^1/_2$''' von einander entfernt liegen und gradlinige Reihen bilden, welche oft wie Radien auseinander weichen auf mehrere Linien Abstand. An dem Menschenglaskörper hat Finkbeiner (Zeitschr. f. w. Zool. VI, 330, Taf. 13) in Sublimatpräparaten eine Zellendecke an den Scheidewänden des Glaskörperbaues gesehen. Es würde also die Colloïdbildung an dem Glaskörpergewebe die Bedeutung einer rückschreitenden Metamorphose haben. — Die Colloïdmasse hat die Dichtigkeit des zähen Leimes, fester Gallerte, dieselbe besitzt also einen höheren Dichtigkeitsgrad als das normale Glaskörpergewebe. Mit der Bildung von Colloïdmasse werden die Zellen zugleich aufgeblähet und kann bereits hierdurch eine Umfangsvermehrung des Organes stattfinden. Der Colloïdkörper ist durchscheinend, farblos, oder schwach gelblich gefärbt und hat einen matten Glanz; die physikalische Verbindung der Colloïdfarbe mit dem Dunkelblau der Aderhaut könnte die blaugrüne Färbung des Augenhintergrundes für das unbewaffnete Auge erzeugen. H. Müller fand den Glaskörper bei Glaucom stellenweise bräunlich gefärbt durch Körnchen oder „Pigmentklumpen". Der chemische Colloïdbau steht der Schleim- und Knorpelsubstanz sehr nahe. Ferner spricht für meine Annahme das isolirte Auftreten der Colloïdbildung in einem Organe, also hier in dem Auge. Sodann finden wir im Allgemeinen die Colloïdmasse entwickelt und angehäuft in abgeschlossenen Räumen aus Bindegewebe, deren Innenfläche ausgekleidet ist mit Zellen, welche das Colloïd bereiten und abscheiden. Solche Räume sind entweder normal vorhanden, wie z. B. die Schilddrüsenblasen, die Graaf'schen Bälge, die Schleimhautdrüsen u. s. w., oder sie entwickeln sich durch Neubildung in parenchymatösen Organen, in Häuten, in Geschwülsten, und stellen in beiden Fällen Colloïdcysten dar. Einen solchen abgeschlossenen Raum böte in dem Glaucom der Glaskörper oder eine einzelne Abtheilung desselben, denn die Zwischenwände wie die Gränzhaut bestehen aus Bindegewebe und sind mit Zellen ausgekleidet, welche die innere Fläche eines Raumes bilden. Die einzelnen Räume sind normal mit einer halbflüssigen durchsichtigen Sulzmasse gefüllt, welche wir als Zellenausscheidung, als Intercellularmasse betrachten. Der Zelleninhalt sowohl wie die Zwischenzellenmasse ist bei dem Glaucom in pathologische Sulzmasse verwandelt, und der Glaskörper oder seine Abtheilungen stellen Colloïdcysten dar, ähnlich wie in der struma in dem Colloïd des Graaf'schen Follikels u. s. w., der normale Gallertinhalt in pathologisches Gallertgewebe verwandelt ist, und die Blasenräume der Schilddrüse, des Eierstockes u. s. w. Colloïdcysten bilden.

Während oder nach der Entwickelung des Glaskörpercolloïdes tritt öfters dieselbe Bildung in den Zellen des Krystallkörpers auf und stellt die Glaucomlinse dar, welche hiernach als Gebietserweiterung der colloïden Entartung in dem Glaskörper erscheint. — Krankhaft vermehrte Dichtigkeit des Glaskörpers beobachteten Wardrop (morb. anat. of the hum. eye, Vol. II, cap. 40), Scarpa (Augenkr. n. v. Leveillé, pag. 219); Portal (dict. d. sc. méd. T. 27) fand den Glaskörper ähnlich gekochtem Eiweifs, Morgagni cap. 13, art. 15 verdickt und zähe (vgl. Schön, path. An. des m. A. 1828, S. 213).

In Bezug auf diejenigen Erscheinungsreihen, welche zeitweise oder dauernd mit dem Zeichenkreise des Glaucomes sich zu verbinden pflegen, verhält sich die Glaskörpergeschwulst wie jede andere Geschwulst zu ihrer Umgebung : Beim Aufhören oder Nachlassen eines mäfsigen Fingerdruckes, welcher einige Zeit lang auf das normale Auge ausgeübt worden war, sieht man eine plötzliche Anschwellung der Netzhautgefäfse. Diese Anschwellung ist besonders an den Venen (Coccius), weniger ausgiebig an den Arterien (Donders), sie nimmt allmälig ab und ist nach einer Minute wieder ausgeglichen, wohl nur in Folge einer entsprechend stärkeren Ausschwitzung.

Wir wissen, dafs Colloïd nicht immer unverändert bleibt, dafs die Zellen platzen, dafs die Masse zuweilen chemische Veränderungen eingeht, wodurch zugleich ihre physikalischen Eigenschaften verändert werden; es bilden sich Fettkörnchen darin, wodurch das Colloïd pathologisch resorbirbar wird, die Masse wird flüssig, wässerig, serös, sie verliert durch diese und verschiedene andere Umwandlungen ihre Schleim- oder Gallertbeschaffenheit, ihre Dichtigkeit vermindert sich. Aus dem Berichte über H. Müller's Vorlage eines Glaucompräparates ersehen wir, dafs der Glaskörper in seinem vorderen Abschnitte einen ringförmigen Wall von fester Gallerte bildete, dagegen nach hinten verflüssiget war. (Würzb. Verh. VII, S. 26.) Geschehen solche Verflüssigungen rasch, so verlieren die Blutgefäfse in dem Glaucomauge plötzlich ihre pathologisch vermehrte Stütze des Glaskörperdruckes, die Folge davon ist, dafs sich dieselben stark ausdehnen und dafs sie bersten, wenn ihr Gewebe im Mindesten gestört ist und somit Ecchymosen, oder Blutungen entstehen unter gewöhnlichem Blutdruck; bei hinreichender Widerstandsfähigkeit der Gefäfswände werden alsdann massenhafte Ausschwitzungen das Gleichgewicht zwischen dem Drucke des Glaskörpers und dem Blute in den Gefäfsen wieder herstellen, bis in unbestimmter Frist dieselbe Bedingung wiederkehrt und dieselbe Erscheinungsreihe mit verschiedenen Graden von Schmerzhaftigkeit sich wiederholt. Das endosmotische Aequivalent und seine Schwankungen sind indefs oft aus so verwickelten Hergängen zusammengesetzt, dafs natürlich die Annahme anderweitiger Mitwirkungen durch diese Erklärung nicht ausgeschlossen sein kann, obgleich sie, wie ich glaube, die Hauptbedingung zur Hervorrufung der s. g. entzündlichen Stadien des Glaucoms enthält. — Die Gefäfse der Netzhaut gehen nirgends in Gefäfse der Traubenhaut über, wenigstens ist unentschieden, ob wirklich kleine Zweige der aa. ciliares posticae breves aus der Choroïdea in die Netzhaut übergehen. Das Blutgefäfssystem der Netzhaut wird defshalb für ein selbstständiges gehalten (Arnold, Donders u. A.). Aber die Gefäfse beider Häute kommen aus der Augenarterie und ergiefsen sich in die Augenvene; es kann defshalb der Blutumlauf in der Choroïdea als Regulator für denjenigen in der Netzhaut (Donders) angesehen werden in der anatomischen Form, wenn auch nicht in der physiologischen Bedeutung eines Collateralkreislaufes, und demnach bei Verminderung des Netzhautblutes Vermehrung des Blutes in der Traubenhaut entstehen; auf diese Weise könnte die Entstehung der Gefäfserweiterung und der Staphylombildung an den verschiedenen Abtheilungen dieser Haut in dem Glaucome sich erklären.

Die Behandlung des Glaucomes scheidet sich in die Behandlung der Glaskörpergeschwulst und in die Abhülfe ihrer Verbindungen. Zur Behandlung der Glaskörpergeschwulst dürfte die innere und äufsere Anwendung von Jod-Jodkalium empfohlen sein, in der Voraussetzung, dafs dieselbe aus Bildung eines pathologischen Zellengewebes hervorgeht. In dieser Voraussetzung würde ich vorschlagen 1) Rec. Jod gr. 1, Kali jodat. dr. 2, Cons. res. q. r. ut f. pil. 48 C. D. in vts. S. Täglich Vormittags dreimal 2 Pillen; 2) Rec. Jod gr. 5, Kali jodat. scrup. $^1/_2$ solve in Aq. dest. libr. 1 S. zu Umschlägen.

Zur Behandlung der Verbindungen sind verschiedene Hülfen in Anwendung gebracht worden. Die zwischendurchlaufenden entzündlichen Zufälle gehen meist zurück unter Anwendung von örtlicher Blutentleerung, Eiskälte, wenn sie vertragen wird und Calomel gr. 1 mit Opium gr. $^1/_8$ alle 2 Stunden.

Stromeyer 1837 leitet Spannung, Härte und Schmerz des Augapfels beim Glaucom von krankhafter Zerrung der Augenmuskeln her und schlägt Sehnenschnitt des oberen schiefen und Bauchschnitt des unteren schiefen Augenmuskels vor. Middlemore und Mackenzie übten die Punction des Auges durch Sclera und Choroïdea, um den Druck durch Verminderung der angehäuften Augenflüssigkeit herabzusetzen. Von demselben Gedanken geleitet verrichtete A. v. Graefe die Iridectomie bei Glaucom. Aus seinen Operationseffecten geht hervor, dafs dadurch die augenblicklichen entzündlichen Erscheinungen, welche zeitweise dem Glaucom sich einflechten, vermindert wurden oder völlig verschwunden sind. Es liegt schon hierin ein hoher Werth, wenn wir dadurch ein Mittel haben werden, die qualvollen Schmerzen selbst der unheilbaren Glaucomatösen sicher zu beseitigen. v. Graefe schliefst aus der Wirkung der Iridectomie auf Glaucom, „dafs das sicherste Resultat für diejenigen Fälle erreicht wird, in welchen ein Auge (nach Erblindung des anderen) bedroht ist. — Für den einmal ausgebrochenen glaucomatösen Procefs sind im Allgemeinen die Erfolge desto günstiger und dauerhafter, je früher eingeschritten wird. Bei den recht heftigen Fällen mufs die Iridectomie wo möglich in den ersten Tagen der Krankheit unternommen werden." In den späteren Zeiträumen sind die Heilwirkungen schwankend, oder sie bleiben aus. Bezüglich der Operationstechnik nach A. v. Graefe bei Glaucom ist zu bemerken : Die Ausschneidung des Irisstückes geschieht nach den Regeln der künstlichen Pupillenbildung durch Iridectomie, wobei zu beachten ist, dafs die Wunden möglichst excentrisch angelegt werden, so dafs die äufsere Wunde etwa $^1/_2$''' weit in der Sclera liegt und die innere in die Gränze zwischen Hornhaut und Sclera fällt. Hierdurch wird es möglich, das Irisstück bis zu dem Ciliarrande herauszunehmen, der Ausschnitt mufs grofs sein, wefshalb man eine breite Lanze benutzen, oder die gewöhnliche bis zu ihrer gröfsten Breite vorschieben soll. Die Wahl der Irisgegend ist gleichgültig; v. Graefe wählt die innere, cosmetisch würde die obere vorzuziehen sein, sie ist aber unbequem und erfordert ein allzugewaltsames Abwärtsdrehen des Augapfels. — Der Abflufs des Kammerwassers geschehe behutsam, weil bei grellem Nachlasse des

Druckes umfangreiche Intraocularblutung zu befürchten ist, defshalb übt v. Graefe während des Abflusses einen gelinden Fingerdruck auf den Augapfel und legt gleich nach der Operation einen Compressivverband an mittelst Charpiepolster und Flanellbinde. Der Spannungsgrad dieses Verbandes darf nicht lästig werden, derselbe wird mittelst einer seitlichen Schnalle geregelt.

Erweichung —synchysis corp. vitr. — Erweichung — synchysis, dissolutio corporis vitrei. — Der Augapfel ist sehr weich, die Spannung seiner Häute schlaff, so dafs die Lagerstätten der geraden Augenmuskelsehnen abgeplattet sind, die Regenbogenhaut hängt schlaff herab, so dafs die Pupille nicht rund ist, der Streifenbau der Regenbogenhaut undeutlich, ihre Farbe krankhaft schattirt, matt erscheint, der Augenhintergrund ist opalisirend blaugrau, braunröthlich. Hieran knüpfen sich Functions- und Kreislaufstörungen des Sehorganes, der Augapfel ist unempfindlich, die optische Kraft und die Sehschärfe sind vermindert, in verschiedenen Graden bis zu völligem Verluste, die Netzhautgefäfse sind erweitert, varicös, das Netzhautgewebe oft mit Blutpunkten besetzt, die Regenbogenhaut antwortet träge, oder gar nicht auf Lichteinflufs, bei einiger Dauer des Uebels schimmern Aderhaut und Ciliarkörper durch die sclera und treten in einzelnen Erhebungen (staphyloma) hügelförmig vor.

Alle diese Functions- und Kreislaufstörungen des Auges sind als Folgen der Dichtigkeitsabnahme des Glaskörpers zu betrachten : Die Weitsichtigkeit entspringt aus der Untauglichkeit des aufgelösten Glaskörpers zur Verschiebung desselben in der Accommodation für die Nähe; die Verdünnung des Glaskörpers bedingt Verminderung des normalen Glaskörperdruckes, es wird hierdurch das Gleichgewicht zwischen Blutdruck und Glaskörperdruck gestört, so dafs die Gefäfse des Augapfels sich erweitern und bei Gewebeveränderung ihrer Wände bersten, woraus Störung des Stoffwechsels und Zertrümmerung der Netzhautbestandtheile mit Erblindung nebst Varicositäten der Traubenhaut und Lähmung der Empfindung aller Augenhäute hervorgeht.

Eine häufige Verbindung bildet die Verkleinerung der Krystalllinse, die Regenbogenhaut schwankt alsdann bei Bewegungen des Augapfels; Trübung der Linse gesellt sich öfter hinzu in der Form des Zitterstaares — cataracta tremulans.

Synchyse stellt eine Verkümmerung der normalen Glaskörperbestandtheile dar, oder sie hat die Bedeutung eines Zerfalles pathologischer Gewebebildung. Es ist unentschieden, ob dieselbe immer eine selbstständige Form des Gewebezerfalles bezeichnet, oder ob dieselbe auch aus entzündlichen Ergüssen der Hüllen des Augapfels hervorgehen kann. Jedenfalls verbindet sich diese Glaskörpererweichung mit Umfangsverminderung desselben.

Die Rückbildung der Synchyse kommt zu Stande durch massenhafte Cholestearinmetamorphose, welche alsdann sciatillatio bulbi veranlafst, oder durch Fettumwandlung, seltener verbindet sich der Rückgang mit Verknorpelung und mit Verkalkung. Jede dieser rückgängigen Bildungsformen führt zu atrophia bulbi.

Ueber Entstehung der Erweichung liegt nichts Bestimmtes vor : in einzelnen Fällen scheint Erschütterung und Gewebezertrümmerung zu Grunde zu liegen. Dieselbe findet sich öfters bei älteren Personen mit gleichzeitigem grauem Staare und wird alsdann von Arlt als seniler Schwund des Glaskörpergerüstes bezeichnet.

Die **Behandlung** sucht die Anbildung durch Zufuhr kräftigen Nahrungsmateriales zu regeln und durch Umänderung der ganzen Lebensweise; sie verordnet thierische Kost, Kalk- und Eisenpräparate, Stahlbäder in Verbindung mit Kochsalz, Reisen.

Trübungen des Glaskörpers.

Glaskörpertrübung verschleiert das Gesichtsfeld in seiner ganzen Ausdehnung, oder in einzelnen Abschnitten, oder dieselbe **unterbricht** das Gesichtsfeld durch dunkle Stellen von verschiedener Form, Gröfse und Beweglichkeit. Diese Verdunkelung wird fast immer plötzlich wahrgenommen, sie verschwindet oft nach kurzer Zeit, oder sie bleibt längere Zeit stationär, andere Male vermehrt sie sich stetig zu einem gewissen Grade der Ausdehnung und Stärke und löst sich von hier an allmälig wieder auf, oder sie bleibt auf einer erreichten Höhe stationär, oder endet mit Atrophie des Augapfels. — Eine häufige Verbindung bilden **Netzhautfehler** in Form von Abnahme der Sehschärfe — amblyopia amaurotica —, oder einer festen unverrückbaren Ausfallstelle in dem Gesichtsfelde — defectus visus, scotoma retinae —; die Unterscheidung zwischen Netzhaut- und Glaskörpertrübung erlangen wir mittelst der ophthalmoscopischen und der entoptischen Untersuchung. — Zu den Glaskörpertrübungen gehören das Mückensehen, die Trübung durch Blutergufs, Schmarotzer und fremde Körper.

Mückensehen.

Mückensehen — myiodesopsis (*μυῖα, εἶδος*), mouches voltigeantes — bezeichnet die krankhafte Erscheinung von dunkelgrauen Stellen, welche in dem Sehfelde auf und nieder schweben, bei schnellenden Bewegungen des Augapfels aufwirbeln, sich dann wieder langsam senken und unter gewissen Bedingungen das Sehfeld räumen. Dieselben treten oft ganz plötzlich vor in einer Weise, dafs der

Kranke sich dadurch zu dem Versuche aufgefordert fühlt, dieselben wegzuwischen. Meist verblassen dieselben nach längerem Bestehen und verschwinden, sie kehren alsdann nach Ablauf verschiedener Zeitfristen zurück, oder bleiben aus. — Die Gestalt dieser dunkelen Stellen ist höchst mannichfach, meist haben sie die Form von kleinen Bläschen, Ringen, Streifen, Flocken, Punkten, Fliegen, Spinnen; sie stehen einzeln, oder sind verflochten, oder verzweigt. Die objectiv durch den Augenspiegel wahrnehmbaren Formen der Glaskörpertrübungen entsprechen den jedesmaligen entoptischen Gestalten; man sieht dieselben als feine zahllose Punkte, als einzelne Ballen, als Linien, als dünne Schichten, zuweilen hängen Cholestearinkrystalle daran und stellen dann zugleich scintillatio bulbi dar; man sieht diese getrübten Massen den Bewegungen des Augapfels folgen, wobei die zusammenhängenden in Schweif- oder Garbenform geschwungen werden und bei Ruhe des Auges in ihre vorherige Form und Stelle langsam zurückkehren.

Die Grundformen dieser Gewebetrübungen können durch Reagentien dargestellt werden : In der Linienform reagirt der Glaskörper auf Kochsalz, es bilden sich zarte, grünliche Fäden mit bräunlicher Schattirung, welchen eine Anzahl mikroscopischer Kochsalzoctaëder anhängen; die Gröfse dieser Krystalle nimmt gegen das Fadenende stetig ab, so dafs dieselben bei Vergröfserung 350 unvollkommen erscheinen. Starke Verdünnung der Probe löst die Fäden auf. Chromsäure erhärtet den Glaskörper zu häutig ausgebreiteten Schichten. Erwärmung erzeugt darin Opalisiren, zahllose weifsgetrübte Pünktchen und einzelne flockige weifse Ballen.

In allen diesen Reactionen wird dem Glaskörpereiweifse das Lösungsmittel entzogen durch Verdampfen, oder durch

Ueberspringen seiner Function. Sie machen es wahrscheinlich, dafs die Gewebetrübung in dem lebenden Glaskörper auf Ausscheidungen seines Eiweifsgehaltes beruht, dafs die letztere durch sehr verschiedene Bedingungen eingeleitet werden kann, und dafs das Verschwinden von Glaskörpertrübungen auf Herstellung des normalen Concentrationsgrades in der Zusammensetzung der Glaskörpermasse beruht, indem z. B. die geringere Salzmenge eine geringere Menge Wasser anzieht, somit ein Wasserüberschufs bleibt, welcher nun wieder als Lösungsmittel des Eiweifses fungiren kann.

Diese Glaskörpertrübungen sind an sich nicht gefährlich und verschwinden öfters für einige Zeit oder für immer, unter vollkommener Klärung des Glaskörperbaues. Sie können indefs gefährlich werden durch rückgängige Umwandlung und **Aufsaugung**, welche dann zu Verkleinerung und Auflösung des Glaskörpers führt.

Das Mückensehen ist erblich, aufserdem liegen keine Veranlassungen vor, aus welchen mit Bestimmtheit die Bedingungen zu diesen Glaskörpertrübungen hervorgehen. Im Allgemeinen sucht man dieselben auf Ernährungsstörungen zurückzuführen und beschuldigt gewöhnlich Erkältungen, Congestionen, Rückschlag gewohnter pathologischer Absonderungen, Dyscrasieen, Gicht, Syphilis, Quecksilbergebrauch. Man wollte überhaupt zwischen Glaskörperkrankheiten und Syphilis und Quecksilbergebrauch einen ursächlichen Zusammenhang vermuthen, obgleich Thatsachen in Menge vorliegen, welche diese Vermuthung abweisen.

Die Behandlung suche die Lebensweise und den Stoffwechsel bei Glaskörpertrübung zu regeln nach den allgemeinen Grundsätzen der Gesundheitspflege. An das Mückensehen knüpfen sich sehr häufig hypochondrische

Stimmungen, welche man zu vermindern oder zu verscheuchen sucht, indem man den meist gefahrlosen Character jener Verdunkelung hervorhebt.

Blutung — haemophthalmos posterior —. Das Gesichtsfeld ist plötzlich verdunkelt oder beschränkt wie durch einen Schatten, oder eine Wolke, die zuweilen mit einem rothen Scheine umgeben ist, meist besteht zugleich das Gefühl von Eintritt einer fremden Masse in das Auge, weſshalb die Kranken versuchen, durch Reiben das Sehen wieder klar zu machen. Die Pupille ist meist oval, die Iris träge und etwas nach vorn verschoben. Die Beschränkung des Gesichtsfeldes ist am stärksten in dem oberen Theile und wird nach unten durchsichtiger, bei Bewegungen des Augapfels schwankt dieselbe, verschiebt sich, wird schlanker, in der Ruhe nimmt dieselbe wieder ihren früheren Raum ein. Durch den Augenspiegel beobachtet man eine dunkle Flockenmasse, welche vorzugsweise in dem unteren Abschnitte des Glaskörpers angehäuft ist, nach oben dünner wird und bei Augapfelbewegungen ihre Form mannichfach wechselt; selten (v. Graefe) ist die Blutfarbe wahrgenommen worden. In der Regel spaltet sich der Ballen nach mehreren Tagen, die einzelnen Stücke werden dünner, die Durchsichtigkeit des Glaskörpers und die Klärung des Gesichtsfeldes wird in verschiedenen Graden, zuweilen vollkommen wiederhergestellt; die Aufsaugung der Blutmasse geschieht innerhalb 4—6 Wochen. Meist bilden sich hierbei apoplectische Narben, welche dann bestehen bleiben und sehr verschiedene Formen von Glaskörpertrübungen darstellen. — Während der Aufsaugung stellt sich die normale Pupillenform und Beweglichkeit der Iris wieder her. Manchmal bleibt der Bluterguſs Monate lang unverändert, derselbe wird dann eingekapselt durch

Bluterguſs.

trübe Glaskörperschichten, welche sich bei Aufsaugung ihres Inhaltes zurückbilden. — Wiederholte Blutungen stellen ungünstige Vorhersage; es entstehen hierdurch zahlreiche Trübungen, umfangreiche Unterbrechung des Sehfeldes durch Netzhautrisse, grauer Staar, Netzhautablösungen und Atrophie des Augapfels.

Die Entstehung von Bluterguſs in dem Glaskörper ist verbunden mit Anschwellung der Blutgefäſse und mit Kreislaufstörungen der Augenhäute, welche in einzelnen Fällen als sclero-choroïditis posterior zusammengefaſst worden sind. v. Graefe konnte in einzelnen Fällen „den Ort der Blutung und der Netzhautperforation deutlich nachweisen.“ Diese Kreislaufstörungen können bedingt sein in einer Veränderung des Intraoculardruckes durch den Glaskörper selbst, indem dessen Dichtigkeit wechselte, oder die Bedingungen zu jenen Kreislaufstörungen liegen auſserhalb des Glaskörpers, namentlich in Klappenfehlern des Herzens und deren Folgen auf Gewebeveränderung des Blutes und seiner Gefäſse. — Als Gelegenheitsursachen werden bezeichnet lang andauernde Accommodation für die Nähe, grelles Einfallen von Sonnenlicht in das Auge, Anstrengung durch Nachtwachen, Erkältung, Unterdrückung von Menstrual-, Hämorrhoidal- und Nasenblutungen und von Fuſsschweiſsen.

Die Behandlung der Glaskörperblutung, sowie die Vorbeugung gegen ihre Wiederkehr gründet sich auf die Diagnose der Veranlassungen, ihre Vorschriften liegen somit gröſstentheils in dem Gebiete der medicinischen Therapie. Störungen des Gleichgewichtes zwischen Glaskörper- und Blutdruck erscheinen häufig als Bedingungen zur Blutung : gehen dieselben aus (theilweiser) Auflösung des Glaskörperbaues hervor, so erweiset sich gegen die Rückkehr derselben namentlich der Gebrauch von Eisenmitteln vortheilhaft; selbst wenn Herzklappenfehler zu Grunde liegen, erscheint die vorsichtige zeitweise Anwendung von Eisenmitteln in Verbindung mit Digitalis zweckmäfsig, z. B. Rec. Tinct. ferr. Best. dr. 2. Tinct. digital. dr. 1 S. Täglich 3mal 15 Tropfen. Bezüglich der Gelegenheitsursachen gilt die allgemeine Regel, dafs man ihre Einwirkung aufhebe und normale, oder gewohnte krankhafte Absonderungen herzustellen suche. Man empfiehlt bei allen mäfsige Bewegung im Freien durch kleine Fufsreisen, oder Spaziergänge; bei Einwirkung grellen Lichtes lasse man blaue Brillen tragen. Abgelenkte Blutungen sucht man durch örtliche Blutentleerung an der Unterdrückungsstelle und durch Hämospasie zu regeln und verordnet bei Hämorrhoïdalzuständen weinsteinsaure Salze, Bittersalz, Bitterwasser, den Gebrauch von Homburg, Kissingen, Salzhausen u. s. w., bei Menstrualfehlern Jodkalium oder Jodeisen; bei verschwundenen Fufsschweifsen scharfe Fufsbäder, Senfölaufschläge oder Blasenpflaster an die Unterschenkel. — Auf das Auge wendet man Umschläge und Einreibungen an: bei frischer Blutung Umschläge von kaltem Wasser mit Weingeist, bei längerem Bestande Umschläge von verdünnter Tinct. arnicae (Arlt), oder von schwacher Lugolscher Jod-Jodkaliumlösung auf die geschlossenen Lider, nebst Einreibungen von Jodkaliumsalbe in die Umgebung des Auges.

Die Finne, Blasenwurm — cysticercus cellulosae — bedingt durch ihre Gegenwart in dem Glaskörper Sehstörungen und Unsicherheit der Fixation: das Sehen ist in einer bestimmten Richtung undeutlich, das Gesichtsfeld beschränkt und unterbrochen, zuweilen momentan aufgehoben. Die Farbe der Iris ist verändert, ihre Bewegung träge und die Pupille erweitert. Bei Lagerung in der Nähe der Linse kann man bei gewöhnlicher Beleuchtung den Finne.

Blasenwurm in Form einer grauweifsen Perle sehen. Die Untersuchung mit dem Augenspiegel unterscheidet die Kapsel- und die nackte Finne. Die Kapselfinne erscheint als ein kleiner bläulicher Körper in einer dunkleren Umhüllungshaut, welche eine Blasenkugel oder einen länglichen Schlauch darstellt, der Schlauch ist graubraun, die Schwanzblase schimmert blaugrün hindurch, der Kopf ist entweder eingestülpt oder ausgestreckt und erscheint dann als längliche Anschwellung an dem dünneren Halstheile. Der Schlauch läuft in einen Strang aus, welcher sich sehnenartig an die Netzhaut zu heften scheint. — Die nackte Finne flottirt in dem Glaskörper und liegt meist weit nach vorn, die Schwanzblase reflectirt stark das Licht und erscheint weifsgrau, der Halstheil ist knieförmig gebogen, der Kopf gewöhnlich in die Blase eingestülpt, die Zusammenziehungen des Thieres sind bemerkbar. Das Lager ist von Glaskörpertrübungen umgeben. — In beiden Arten des Vorkommens bemerkt man in der Netzhaut gewöhnlich nahe dem Sehnerveneintritte eine blafsgelbe Stelle von unbestimmter Form, in welcher die Gefäfse auseinander treten, es ist dies wahrscheinlich die Narbe an dem Bohrloche des Blasenwurmes. — Aus der Erinnerung des Kranken erfahren wir, dafs schon seit längerer Zeit die Sehschärfe abnimmt und dafs einige Wochen oder Monate lang mitunter heftige Augenschmerzen in Form der Ciliarneurose empfunden worden sind, wahrscheinlich als Zeichen der Bohrversuche des Thieres, ferner leidet oder litt der Kranke an ausgebildetem Bandwurm im Darme.

Der weitere Verlauf ist verschieden. Bei Kapselfinne wird nach $1-1^1/_2$ Jahren fast keine Verschlimmerung des Sehens beobachtet. Dagegen verursacht die nackte Finne rasches Sinken des Sehens, Hyperämieen, Flimmern, es entsteht Sympathie des anderen Auges durch Abnahme der Ausdauer in dem Sehacte mit Schmerz beim Sehen, und endlich bildet sich Atrophie des kranken Auges aus.

Behandlung. Die Herausnahme der Finne ist durch v. Graefe zuerst verrichtet worden, durch die sclera (1856) und durch die Hornhaut (1858). Ein solcher extrahirter Blasenwurm ist 7^{mm} lang, 1^{mm} breit, $0,6^{mm}$ schmälste Stelle und besitzt 7 Halsglieder und einige Saugnäpfe (v. Graefe). Cysticercusoperation.

Technik. Sowohl der Scleral- wie der Hornhautmethode einige Wochen voraus wird ein Stück Iris ausgeschnitten zur besseren Ansicht des Entozoons in der Nähe seines Lagers.

Extractio cysticerci per scleram. Die gerade Staarnadel wird durch die sclera $3'''-3^1/_2'''$ von dem Hornhautrande entfernt senkrecht eingestofsen. Hierauf wird die Kapselpincette geschlossen, in derselben Weise senkrecht eingeführt bis zu dem Sitze der Finne; hier öffnet man die Pincette, erfafst den Halstheil und führt das Thier aus.

Extractio cysticerci per corneam. I. Entweder : Segmentalextraction der durchsichtigen Linse mit gleichzeitiger Iridectomie. Oder : voraus Iridectomie, einige Wochen später Segmentalextraction der ungetrübten Linse durch Lappenschnitt, oder anstatt dieser letzteren discissio nebst späterer Linearextraction der durch discissio künstlich getrübten Linse.

II. Hierauf nach 4—6 Wochen Linearschnitt und Herausnahme des Entozoon mittelst der geraden Pincette.

Operationserfolg. Die Operationswunden und die früheren Erscheinungen von Wurmreiz an dem Auge heilen in einigen Tagen. Der Operirte kann 14 Tage nach dem letzten operativen Eingriffe das Zimmer verlassen.

Die Glaskörpertrübungen sind bereits nach 6 Wochen dünner, nach $^1/_4$ Jahre verschwunden. Durch Herausnahme des Blasenwurmes wird hiernach die Form des Auges erhalten und Klärung der Glaskörpertrübungen eingeleitet, so dafs zugleich Wiederherstellung des Sehens erreicht werden kann, soweit dasselbe durch die Glaskörperkrankheit gestört war. Es bleibt alsdann nur der Ausfall in dem Sehfelde, welchen die Netzhautnarbe des wahrscheinlichen Bohrloches bedingt.

Bedingung zur Cysticercusoperation. Die Finne im Schlauche hat wegen der Einkapselung keine weiteren nachtheiligen Folgen für das kranke Auge, wefshalb nur bei Sympathie des gesunden Auges Extraction angezeigt sein dürfte. — Die nackte Finne dagegen führt stets zu Atrophie des Augapfels, wefshalb dieselbe zu extrahiren ist, wenn die Netzhautfunction im Ganzen noch gut ist.

Werthunterschied der Methoden. Die Herausnahme durch die Sclera gelingt nur theilweise, weil die Blase bei dem Auszuge an der Einstichstelle losreifst (v. Graefe, Busch), ferner entsteht leicht hinterer Polarstaar durch Kapselverletzung. Es ist defshalb die Herausnahme durch die Hornhaut vorzuziehen.

Fremde Körper. Die Gegenwart fremder Körper in dem Glaskörper beschränkt und verschleiert den Sehraum, ist entweder von traumatischer iridochoroïditis suppurativa begleitet, oder von Bildung häutiger Umhüllungen mit Vernarbung des Eintrittskanales. Diese begleitenden Hergänge sind wenige Stunden nach dem Eindringen des fremden Körpers bereits angedeutet und in wenigen Tagen vollendet. In dem weiteren Verlaufe können eingedrungene Massen für das Fortbestehen des Augapfels unschädlich werden durch die Einkapselung, oder sie führen zu atrophia und phthisis bulbi durch andauernde consecutive Reizung.

Die Behandlung hat zur ersten Aufgabe, den Eindringling zu entfernen. Sie versucht denselben sogleich auf dem Eintrittswege mittelst der geraden Pincette herauszunehmen. Wenn diefs nicht gelingt, so erwarte man die Bildung von Umhüllungshäuten. Reizzustände sucht man durch kalte Aufschläge und örtliche Blutentleerungen zu beseitigen; genügt diefs nicht, so werde Iridectomie gemacht, und wenn auch diese erfolglos bleibt, oder ungenügenden Erfolg hat, so entferne man die Krystalllinse durch Segmentalextraction und einige Zeit darauf den fremden Körper durch Linearschnitt und mittelst der geraden Pincette, um den sonst unvermeidlichen Verlust des Augapfels zu verhüten.

Verschiebung des Glaskörpers findet sich in den Scleraltaschen — staphylomata sclerae —, nach Staaroperationen, bei Verschmelzung der vorderen Linsenkapselwand mit membr. Descemetti, bei Hornhautwunden und Narben. Die verschobene Masse bleibt durchsichtig, so lange nicht eine Verschiebung ihrer Atome, als chemische Bewegung mit der physikalischen sich verbindet. Lagenveränderung.

Asymmetrie des Glaskörpers kommt vor als Fehler der ersten Bildung und in Folge von Wunden mit Substanzverlust oder Klaffen der Ränder. Dieselbe bedingt Mifsgestaltsehen — metamorphopsis — und Doppeltsehen — diplopia monocularis —; als Formveränderung des Augapfels kann durch dieselbe in weiterer Folge der Bau und die Verrichtung der Netzhaut beeinträchtigt werden. Symmetriefehler.

Netzhaut.

Die Netzhaut — tunica retina — bildet eine offene Hohlkugel, umhüllt den Glaskörper und umgränzt an dem hinteren Pole des Augapfels den nackten Stamm des Sehnerven. In dem Baue der Netzhaut finden sich die Grundbestandtheile des Nervensystems und der Bindesubstanz, sie erscheint somit in ihrer Zusammensetzung als ein Nervencentrum und in ihrer Gestalt als ein Ganglion mit Hohlkugelform. Die äufsere Fläche dieser Hohlkugel wird gebildet von schmalen Nervencylindern, welche in senkrechter Richtung zu dem Mittelpunkte der Kugel stehen; dieselben sind hell, durchsichtig, homogen, sehr empfindlich gegen äufsere Einflüsse. Man unterscheidet diese Cylinder in Stäbe und Zapfen; die Zapfen sind kürzer als die Stäbe, und an ihrem äufseren Ende birnförmig angeschwollen. An dem gelben Flecke — macula retinae lutea — stehen nur Zapfen, aufserdem sind Stäbe und Zapfen an einander gereiht, und in sehr regelmäfsiger geometrischer Anordnung stehen die Zapfen zwischen den Stäben vertheilt. Alle diese Gebilde verlängern sich an ihrem inneren Ende fadenförmig und setzen sich mittelst dieser Verlängerung (H. Müller) in kleine Ganglienzellen fort, weiter setzen sich diese wieder durch Ausläufer nach innen fort in grofse, multipolare Ganglienzellen, letztere verbinden sich unter einander und laufen in die Fasern des Sehnerven aus. Die Sehnervenfaserlage bildet die innere Fläche der Netzhaut, weicht an dem gelben Flecke auseinander und verschwindet dort zwischen den Nervenzellen; die einzelnen Fasern sind blafs, zart und werden leicht varicös, an ihrem Ursprunge in den Stabgebilden sind dieselben am feinsten. Alle diese verschiedenen Nervenbestandtheile der Netzhaut unterscheidet man an senkrechten Schnitten von aufsen nach innen in Stabschicht, zwei Nervenzellenschichten (Körner nebst grauer Substanzlage) und eine Nervenfaserschicht. Die Nervenfasern treten am hinteren Pole des Augapfels näher zusammen, bilden dadurch einen flachen Ringwulst — Sehnervenwarze, papilla optica —; indem sie nun zu dem Stamme des Sehnerven sich fortsetzen, entsteht in der Papille eine kleine trichterförmige Vertiefung, in welcher die Hauptstämme der Centralgefäfse der Netzhaut liegen. Von der Papille bis zur lamina cribrosa besitzen die Nervenfasern in der Regel noch keine dunkeln Umrisse, weiter rückwärts erst erhalten sie solche; hier ist zugleich die schmalste Stelle des Sehnervenstammes, weil hier die Scheide fehlt, dicht dahinter ist das Choroïdealpigment am stärksten angehäuft und bildet einen dunkelen Ring, welcher die lamina cribrosa bedeckt; in der Gegend dieser Siebhaut schliefst festes Scleralgewebe als s. g. Scleralring den Sehnerven unmittelbar ein. Von hier rückwärts unterscheidet Donders die Scheide des Sehnerven in drei Schichten, von welchen nur die innere zwischen die Nervenbündel tritt, durch einen Zug verästelter Bindegewebezellen quer zwischen die einzelnen Bündel des Sehnerven die lamina cribrosa bildet und sich zum Theil in die choroïdea, zum Theil in die tunica sclera fortsetzt. Die mittlere Schicht gränzt sich an der lamina cribrosa ab, die äufsere verliert sich in die zwei äufseren Dritttheile der Sclera.

Eine helle Gränzhaut — membrana limitans — überkleidet die innere Netzhautfläche und scheidet dieselbe von dem Glaskörper; es ist diese Haut ein homogener Bindegewebesaum, von welchem Bindegewebefaserzüge in den Netzhautbau strahlig ausgehen und sich in weiches, feinkörniges Bindegewebe fortsetzen. Dieses weichere Gewebe ist Behälter für die Nervenelemente und trägt die Blutgefäfse der Netzhaut. Sämmtliche Gefäfsstämme in der Netzhaut sind von der Faserausbreitung des Sehnerven völlig umhüllt; kein Gefäfsstamm erreicht die Gränzhaut (Donders). Die Gefäfsäste verbergen sich immer tiefer in die Nervensubstanz der Netzhaut; Haargefäfse sieht man überall, mit Ausnahme der Stabschicht und der an dieselbe gränzenden Körnerschicht. Die Centralgefäfse liegen auf einer Strecke von 2 bis 3^{mm} in dem Centrum des Sehnerven unmittelbar neben einander; hinter der tunica sclera tritt zuerst die Vene und alsdann die Arterie seitlich in dem Stamme des Sehnerven nach aufsen. Das Gefäfssystem der Netzhaut erscheint als ein durchaus selbstständiges; diese Selbstständigkeit scheint mir damit in Zusammenhang zu stehen, dafs die Netzhautanlage allein unter den Hüllen des Augapfels an der inneren Fläche der secundären Augenblase sich entwickelt, so dafs die Substanz der secundären Augenblase eine Scheidewand zwischen Netzhaut und Traubenhaut bildet, welche letztere an der äufseren Fläche der secundären Augenblase sich endigt. In Folge dieser Selbstständigkeit mufs alles Blut der Netzhaut durch die Sehnervenpapille ausfliefsen. In dieser anatomischen Anordnung des Kreislaufes und der Sehnervenpapille ist wohl eine Pulserscheinung der Netzhaut begründet: Bei dem Eintritte des Blutes in die Arterie wird in Folge des hierdurch erhöhten Blutdruckes die Papille des Sehnerven und die lamina cribrosa als die weichste Stelle des Sehnerven und der Sclera nach hinten geprefst und die in derselben laufende Vene zusammengedrückt, so dafs Venenpuls entsteht. Mittelst des Augenspiegels wurde 1853 durch Van Trigt und unabhängig von dieser Beobachtung durch Coccius der Venenpuls, 1854 durch Ed. Jaeger der Arterienpuls in der Netzhaut entdeckt. Van Trigt beobachtete die Pulsschläge an dem untersten, auf der Sehnervenpapille befindlichen Venenstamme an der Stelle, an welcher derselbe enger ist, bei seinem Uebergange in die Tiefe des Sehnerven. Unmittelbar nach jedem Herzschlage entsteht hier eine starke Ausdehnung und nach jeder Ausdehnung wieder ein Zusammenfallen. Auf diese Venenpulsschläge übt der Mechanismus des Athmens Einfluſs. Van Trigt bemerkte ferner, daſs die Verbindungsäste des Gefäſskranzes auf der Sehnervenpapille des Hundes zuweilen plötzlich erblassen und daſs dieselben auch künstlich durch Druck auf den Augapfel unsichtbar gemacht werden können. Die spontane Verengerung dieses Venenkranzes dauert mehrere Secunden und tritt zuweilen erst nach einigen Minuten wieder ein. — Coccius sah den Venenpuls bald in einem bald in mehreren Aesten der centralen Netzhautvene auf der Sehnervenwarze : die Verengerung der Vene trifft mit der Ausdehnung der Arterie zusammen. Diese Erscheinung kann durch abwechselnden Druck auf die Sclera nachgeahmt werden, ein leiser anhaltender Druck am äuſseren Augenwinkel ruft in vielen Fällen die Pulsationen deutlich hervor; unmittelbar nach einem starken Drucke schwellen alle Venenstämme plötzlich an, in diesem Falle tritt der Venenpuls erst dann wieder auf, wenn das Gefäſs sein normales Lumen wieder besitzt, — in einem Falle hörte der Venenpuls auf bei stetem Fixiren naher Gegenstände. — Obwohl der Verlauf der Centralgefäſse an der Oberfläche der Sehnervenwarze sehr verschieden ist, so findet man doch bei der ophthalmoscopischen Untersuchung einige Uebereinstimmung innerhalb eines Kreises um die Papille, welcher etwa 1^{mm} von ihrem Rande entfernt bleibt; man sieht den Kreis sowohl nach oben, als nach unten von zwei Arterien und eben so vielen Venenstämmen, welche sich divergirend ausbreiten, durchschnitten (Donders), während zu beiden Seiten einige kleinere Aeste den Kreis kaum überschreiten und sich sofort mit den Haargefäfsen der Netzhaut verbinden. Zur Gewebeuntersuchung der Netzhaut mittelst des Augenspiegels hat Liebreich wichtige Anhaltspunkte gegeben : Derselbe empfiehlt für den gelben Fleck die Untersuchung in dem umgekehrten Bilde bei starker Vergröfserung, — diese Stelle erscheint dann als glanzloser Fleck, worin die centrale Grube als heller Punkt gesehen wird, umgeben von einem rostfarbenen Hofe; der ganze Fleck ist begränzt von einem graulichen Schimmer, welcher von den Nervenfasern herrührt. — Bei Untersuchung der Austrittsstelle des Sehnerven im umgekehrten Bilde erscheint die Nervenmasse als eine blafsgraue durchscheinende Substanz, durch welche hindurch die Blutgefäfse in der Tiefe sichtbar sind, nebst dem hellen Reflexe, durch welchen sich die lamina cribrosa zu erkennen giebt. In aufrechtem Bilde und starker Beleuchtung der Vorderfläche der Sehnervenwarze mittelst eines Flammenbildchens erkennt man feine unregelmäfsig radiale Streifung, wobei einzelne Nervenfaserbündel stärker hervortreten; die Deutlichkeit ist sehr verschieden, so dafs dieselbe zuweilen von krankhaft vermehrter Undeutlichkeit schwer zu unterscheiden ist, dagegen kommt krankhaft vermehrte Deutlichkeit vor, welche von der normalen bestimmter sich unterscheidet. Als Nervengränze bezeichnet Liebreich die feine blafsgraue Linie an der schmalsten Stelle des Sehnerven, als Choroïdealgränze die dunkele Linie an dem Rande des Aderhautloches, als Scleralgränze den hellen Bügel oder Ring zwischen der Nerven- und der Choroïdealgränze. Neben der Durchtrittstelle der Centralgefäfse ist eine flache Grube, welche in manchen Augen tiefer erscheint, so dafs man die Gefäfse bis zur Ebene der lamina cribrosa leicht verfolgen kann; die Sieblamelle sieht man bei tiefer Papillengrube als ein helles, sehr stark reflectirendes Netzwerk, dessen scharf begränzte Maschenräume mit den blafsgrauen Bündeln der Sehnervenfasern ausgefüllt sind. — In der Netzhaut läfst sich nur die Schicht der Nervenfasern für sich erkennen, sie liefert (Liebreich) wohl allein den blafsgrauen Schimmer als kleinen Beitrag zu dem ophthalmoscopischen Bilde des Augenhintergrundes. Derselbe fehlt nämlich an dem gelben Flecke, nimmt an der Peripherie der Netzhautausbreitung ab und schwebt auf den Netzhautgefäfsen, er tritt namentlich in dunkelen Augen hervor und hat bei jugendlichen Personen einen Fettglanz. Die einzelnen Faserbündel erscheinen als feine Radiärstreifen, worunter zuweilen einige glänzend weifs und vollkommen undurchsichtig sind. Diese letzteren gehen von der Sehnerzenwarze aus und gränzen sich nach der Peripherie hin mit mehreren Spitzen scharf ab, auf ihrem Verlaufe verdecken sie die Gefäfse; diese Figur kommt in normalen Augen vor und wird offenbar von Nervenfasern gebildet, welche ungewöhnlicher Weise in der Netzhautausbreitung dunkele Umrisse besitzen.

Die Optik und die Thatsache der Purkinje'schen Aderfigur bezeichnen die Stabschicht als Organ der Lichtempfindung; den Nervenzellen legt man die Bedeutung von Nervencentren bei; die Nervenfasern leiten das Empfundene zu dem Gehirne. Der blinde Fleck in dem normalen Auge entspricht dem Sehnervenaustritte. — Kreislaufstörungen durch Druck auf das Auge unterbrechen den Stoffwechsel und verursachen Verdunkelung des Gesichtsfeldes; hieraus folgt (Donders), dafs bereits in der Netzhaut das physikalische Moment des Lichtes in ein chemisches verändert wird.

Netzhautfehler.

Die pathologische Anatomie der Netzhaut und des Sehnerven lehrt uns, dafs die primären Erkrankungen derselben am häufigsten aus ihrem Bindegewebe und Gefäfssysteme hervorgehen; weit seltener lassen sich dieselben auf die Nervensubstanz zurückführen und können in diesem Falle auf krankhaft physikalischer Bewegung derselben durch Erschütterung, oder auf krankhaft chemischer Bewegung der Nervenbestandtheile, z. B. in der markhaltigen, der marklosen Hypertrophie und in der Greisenatrophie, bezogen werden. — Durch den Augenspiegel ist die pathologisch-anatomische Diagnose in gewissem Grade schon im Leben möglich, wodurch die Krankheitslehre der Netzhaut einen beträchtlichen Ersatz für die spärlich vorhandenen Leichenuntersuchungen erhält. Wir wollen versuchen, die bisherigen Ergebnisse aus diesen beiden Beobachtungsweisen zu verbinden.

Niveauveränderung der Netzhaut.

Abweichungen in der Ebene der Sehnervenwarze — Niveauverschiedenheiten — kommen öfters vor ohne Blindheit oder Sehstörungen, andere Male sind dieselben mit unheilbarer Blindheit verbunden. Der Zusammentritt der ganzen Masse der Netzhautfasern zu dem Stamme des Sehnerven bildet normal eine flache Hervorragung mit einer Trichtergrube. Die Gränze, an welcher diese Form der Papille durch höhere Erhebung oder durch tiefere Grubenbildung krankhaft wird, ist schwer zu bestimmen, theils wegen schwieriger Präparation, theils wegen individueller Verschiedenheiten in Tiefe und Lage der Grube und in der Gefäfsanordnung. Aus H. Müller's Untersuchungen geht hervor, dafs Gruben von 0,3—0,5^{mm}

noch in die Gesundheitsbreiten fallen. — Die krankhaften Vertiefungen hat H. Müller in zwei Formen aufgestellt; derselbe unterscheidet eine Abflachung der Papille und Grubenbildung derselben durch reine Atrophie des Sehnerven, ferner steile Grubenbildung, welche bis tief hinter die Choroïdealebene reichen kann und die Merkmale der Druckatrophie besitzt. In der letzteren Reihe ist auszuzeichnen die Grubenbildung in dem Glaucomauge, in der ersteren die Vertiefung in v. Graefe's amaurosis ex atrophia nervi optici cum retractione von intracranieller Herkunft. — Bei pathologischer Grubenbildung sieht man mittelst des Augenspiegels den Netzbau der lamina cribrosa in seinen hellen, das Licht stark reflectirenden Bindegewebezügen um so ausgebreiteter, je umfangreicher die Grube, und um so deutlicher, je tiefer dieselbe ist, zugleich erscheinen einzelne Gefäfse eingeknickt, andere sind auf kurze Strecken in ihrem Laufe der Wahrnehmung entzogen. — Die krankhaft höhere Hervorragung der Sehnervenpapille kommt vor in Folge von Hypertrophie, Verkalkung u. s. f. Man sieht wie die Gefäfse an dem Rande der Papille eintauchen und sich dann in ungewöhnlich hohen Bogen heben. Scheinbar könnte die vordere Papillarebene erhöht sein bei Atrophie der äufseren Netzhautschichten.

Wucherung der Netzhaut.

Wucherung der Netzhautfasern — hypertrophia nervi optici — ist verbunden mit Gesichtsschwäche bis zur völligen Erblindung mit starrem Sehloche. Ophthalmoscopisch tritt die Sehnervenpapille stärker hervor, sie ist gleichmäfsig glanzlos, ihre Begränzung erscheint weicher, zärter als normal, die Nervenfasern reflectiren ungewöhnlich stark das Licht und treten einzeln sehr deutlich hervor, dieselben sind trüb und verdecken somit die Ansicht der lamina cribrosa, so wie die Scleral- und Choroïdealgränze, wodurch die Papille scheinbar vergröfsert aussieht. Die Gefäfsfarbe ist durch einen grauen Ueberzug gedämpft, welcher von Trübung und Verdickung der Sehnervenfasern herrührt und in dem Centrum so dicht wird, dafs man die Blutgefäfse in der Tiefe der Papille kaum angedeutet sieht. — An der Leiche ist eine markhaltige oder dunkelrandige, und eine marklose Wucherbildung der Netzhautfasern unterschieden worden. In der Umgebung der Austrittstelle des Sehnerven liegt oft eine Anzahl weifser Flecken von Punkt- bis Liniengröfse zerstreut in der Ebene der Netzhautgefäfse, oder etwas vorragend; als eine Bedingung solcher weifser Flecken ist unter anderem die Gegenwart verdickter Nervenfasern erkannt worden. Namentlich bei Bright'scher Krankheit, Herzklappenfehlern, Hirnkrankheiten, Marasmus sind weifse Netzhautflecken an Lebenden (Liebreich) beobachtet und von Virchow, Beckmann, Heymann, Zenker, H. Müller anatomisch untersucht worden. Nach Angabe des Letzteren sind diese Flecken zusammengesetzt 1) aus Körperchen, welche derselbe dem Aussehen nach theils mit fettig metamorphosirten Zellen, theils mit erhärtetem Nervenmarke vergleicht, dieselben sind meist länglich, messen 0,01—0,02^{mm} und haben unebene Begränzung, ihr Inhalt ist dunkelkörnig, zuweilen homogen und hell; 2) aus Körpern, welche den Ganglienzellen ähnlich geformt sind; sie opalisiren gelblich, sind blafs, sehr fein granulirt, von unregelmäfsiger Gestalt, aber stets stark verlängert, und laufen zuweilen in dünneren Fasern aus. — Aus wiederholten Untersuchungen erklärt Müller der Hauptsache nach die Anschwellung der Nervenschicht an den weifsen Flecken als Verbreiterung der Nervenprimitivfasern; die Frage über das Verhältnifs der Fettdegeneration (Bildung von Körnerhaufen) zu dieser Hypertrophie bleibt offen, eben so ob die Form aus Blutaustritt in die Netzhaut, oder krankhafter Gewebebildung der letzteren hervorgeht.

Schwinden der Netzhaut — atrophia retinae — entwickelt sich unter Abnahme der Sehschärfe bis zur völligen Blindheit. Die atrophische Amaurose bildet eine schmerzlose Form der Erblindung; sie findet sich öfters bei längerem Bestande von Sehnervenlähmung in Folge von Hirn-Rückenmarkskrankheiten. — Mittelst des Augenspiegels bemerkt man eine weifse Färbung der Sehnervenpapille, dieselbe erscheint als glänzendweifse Scheibe mit krankhafter Vertiefung; Umfang und Zahl ihrer Gefäfse ist vermindert. — Atrophie der Nervenfasern des Sehnerven mit Wucher seines Neurilems läfst sich zum Theil ermitteln durch Beachtung des Wechselverhältnisses zwischen Weite und Menge der grauen Maschenräume zu den hellen Bindegewebezügen in der lamina cribrosa (Liebreich). Aus den anatomischen Untersuchungen über Netzhautatrophie geht hervor, dafs die Zellen- und Faserschicht meist eine indifferente Lage bilden, welche so sehr verdünnt ist, dafs die Gefäfse an der Innenfläche vorspringen und die Zellen auf einzelnen Strecken fehlen, die Grube an der Sehnervenpapille ist durch Atrophie der Nervenschicht vertieft. Frisch ist die atrophische Netzhaut ziemlich durchsichtig, ihre Gefäfse sind spärlich mit Blut gefüllt, die Nervenprimitivfasern derselben und des Sehnerven in ein streifig körniges Gewebe zerfallen, sie trübt sich stark in Wasser (zur Unterscheidung von Druckatrophie). Stäbe und Zapfen sind wohlerhalten, ebenso sind die übrigen Augentheile meist gesund, oder unabhängig von der Netzhautatrophie verändert; so findet sich z. B. drusige Verdickung und Verkalkung der Glaslamelle

Schwinden der Netzhaut.

der Choroïdea. Aus dem unversehrten Verhalten der Stabschicht, gegenüber dem völligen Zerfalle der Nervenfaserschicht scheint eine gewisse Unabhängigkeit in den Ernährungsverhältnissen der äufseren Netzhautschichten hervorzugehen (H. Müller).

Mangel der Netzhaut.

Netzhautmangel — defectus retinae — ist vorauszusetzen, wenn opthalmoscopisch die Netzhautgefäfse fehlen; hierbei erscheint der Sehnervenaustritt als weifser Sehnenfleck. — Unvollkommene Ausbildung und geringe Zahl der Netzhautgefäfse mit sehnigem, weifsem Aussehen des Sehnervenaustrittes findet sich bei angeborener Gesichtsschwäche, zugleich besteht Augapfelzittern — nystagmus — in Folge von unvollkommener Ausbildung der Muskeln, und der Augapfel ist pathologisch klein.

Pigmententartung der Netzhaut.

Pigmententartung — retinitis pigmentosa, getiegerte Netzhaut — beginnt mit subjectiven Lichterscheinungen, Druckgefühl und Schwachsichtigkeit; bezeichnend ist bereits in dem ersten Zeitraume Nachtblindheit — hemeralopie — (v. Graefe), hierzu tritt concentrische Verengerung des Sehraumes bei lange Zeit sich gut erhaltender centraler Sehschärfe, die Beschränkung des Gesichtsfeldes schreitet zuweilen in Gürtelform vor; allmälig erblindet indefs die ganze Netzhaut. — Mittelst des Augenspiegels sieht man neben grofsen schwarzen Flecken zuweilen vereinzelte Pigmentzellen. Immer ist vorzugsweise oder ausschliefslich (Donders) um die Gefäfse schwarzes Körnerpigment massenhaft angehäuft, diese Anhäufung beginnt in der Aequatorialgegend und schreitet allmälig nach dem hinteren Pole des Augapfels fort. Die freien Netzhauttheile, die Sehnervenpapille und die Blutgefäfse werden atrophisch. — Der Entwickelungsgang der Pigmentnetzhaut ist äufserst langsam, es sind Fälle beobachtet, in welchen 20 Jahre bis zur völligen Erblindung verstrichen. v. Graefe hat dieselbe als erbliche Krankheit beobachtet und in Verbindung mit Taubstummheit. Dieselbe scheint die Bedeutung einer rückgängigen Umwandlung, oder in anderen Fällen einer krankhaften und unvollkommenen Entwickelung zu haben. Man hat dieselbe für sich und in Verbindung mit Glaskörper- und Linsentrübungen, mit sclero-choroïditis, mit Syphilis gesehen.

Cholestearinbildung der Netzhaut.

Cholestearinbildung kommt besonders in veralteten Netzhautablösungen vor. Man nimmt die Cholestearintafeln als blafsgelbe, glitzernde, an die Netzhaut gebundene Körperchen wahr.

Blutung der Netzhaut.

Blutung der Netzhaut — apoplexia retinae — bedingt plötzliche Beschränkung des Sehraumes, oder völlige Verdunkelung desselben; gewöhnlich fällt ein Theil des oberen Sehfeldes aus und meist geht heftiger Kopfschmerz und Schwindel vorher. Das Auge erscheint dem äufseren Ansehen nach in allen Theilen normal, bei Anwendung des Augenspiegels erscheint der Augengrund verfärbt, der graue Nervenschimmer desselben fehlt in verschiedener Ausdehnung, die Arterien sind verengert und schwer zu erkennen, die Venen zeigen Erweiterungsknoten und sind stellenweise mit dunkelrothen Flecken bedeckt, oder seitlich umlagert. Diese Flecken sind sehr verschieden an Gestalt, Gröfse und Zahl, nach einigen Tagen zerklüften dieselben, die ausgetretenen Blutmassen werden hellgelb und verschwinden allmälig in einem Zeitraume von 2—4 Monaten. Diesem Rückgange entsprechend klärt sich der Sehraum. Uebrigens bleiben öfters weifse Gewebeflecken und Gefäfserweiterungen zurück. — Die Blutung erneuert sich leicht und setzt sich in den Glaskörper fort. — Die Behandlung verordnet bei frischem Ergusse Eisumschläge, später Aufschläge von Tormentillkraut, oder von verdünnter Arnicatinctur, oder von Jod-

Jodkaliumwasser; zu innerem Gebrauche ist öfters Fingerhut und Eisen angezeigt.

Geschwülste. Netzhautgeschwülste — tumores retinae — beschränken das Sehfeld, oder verdunkeln den ganzen Sehraum und zerstören den Augapfel. Die Augapfelgeschwülste im Allgemeinen entwickeln sich entweder innerhalb der einzelnen Organe, oder zwischen den Hüllen. In Bezug auf Netzhautgeschwülste ist die Entwickelung von der inneren Fläche aus in den Glaskörperraum hinein seltener, als die Entstehung derselben hinter der Netzhaut. In dem ersteren Falle können wir an dem lebenden Auge den Bau der Geschwulst unmittelbar beobachten, in den letzteren, gewöhnlichen Fällen ist dieselbe von der Netzhaut bedeckt und tritt erst dann in die unmittelbare Beobachtung vor, wenn die Netzhaut durch die wachsende Geschwulst zerstört ist. Es kann deshalb der sichtbare Reflex, nebst Gefäſsverzweigung, sowohl von der Netzhaut, wie von der Geschwulst herrühren. — Zur Unterscheidung von Netzhautablösung durch andere Bedingungen ist zu bemerken, daſs alle Netzhautgeschwülste die Erscheinungen des stetig zunehmenden Intraoculardruckes darbieten in Form von Ciliarneurose, gröſster Spannung des Augapfels, Lähmung mit Vorgedrängtwerden der Regenbogenhaut, nebst Unempfindlichwerden der Hornhaut; während dagegen bei einfacher Netzhautablösung Weichheit mit Atrophie des Augapfels eintritt und die sympathische Beweglichkeit der Regenbogenhaut, sowie die Empfindlichkeit der Hornhaut lange Zeit bestehen bleibt. Im Besonderen ist die Fleisch- und die Krebsgeschwulst beobachtet.

Krebs — cancer, carcinoma —. Der Faserkrebs — scirrhus retinae — kommt meist in Form des carcinoma melanodes an der Netzhaut vor und durchwuchert die

Nachbargebilde; der Zellenkrebs — Markschwamm — fungus retinae medullaris — verdrängt die Nachbarschaft und macht dieselbe durch Druck atrophisch. Beide Krebsformen bilden eine unbewegliche Hervorragung in dem Augengrunde. — Der Zellenkrébs erscheint als Knollengeschwulst; bei subretinalem Sitze desselben bildet die Netzhaut eine Decke, welche sich in die Vertiefungen zwischen den einzelnen Höckern senkt, ihre Venen werden weiter, man sieht Blutpunkte — ecchymoses — in dem Netzhautgewebe und verschiedene Stufen der Netzhautatrophie mit fettiger Umwandlung. — Die Entstehung des Zellenkrebses in dem Auge geschieht meist ohne Schmerz, das Sehfeld wird beschränkt bis zu völliger Verdunkelung, entsprechend dem Sitze und Umfange der Geschwulst, das Auge fixirt nicht, der Augapfel nimmt eine Schiefstellung an, das Sehloch ist erweitert, unbeweglich, in dem Augengrunde schimmert eine metallglänzende Trübung, welche bei seitlicher Betrachtung am deutlichsten erscheint. In weiterer Entwickelung wird der Augapfel stark gespannt, glanzlos, die Scleralgefäfse sind erweitert, die Gefäfse der Aderhaut und des Ciliarkörpers schimmern in bläulichen Hügeln — staphylomata — durch die Sclera. Die trübe Scheibe in dem Augengrunde wird mondgelb, tritt mehr hervor, läfst feine Blutgefäfse (ohne künstliche Beleuchtung) erkennen und wächst rasch, zeigt unebene, knotige Oberfläche und drängt Glaskörper und Krystalllinse gegen das Sehloch, die Regenbogenhaut verstreicht, die Krystalllinse trübt sich, die Augapfeloberfläche wird geröthet, es treten anfallsweise, besonders Nachts, lebhafte Schmerzen in Auge, Stirne und Nacken auf, die Hornhaut wird trüb, aufgelockert, sie berstet endlich unter heftigen Schmerzen durch gesteigerten Intraoculardruck. Es entleert sich zunächst eine blutige Flüssigkeit, aus deren Spalt sprofst eine weiche, höckerige, dunkelgelbe oder blaurothe Masse, welche die Gröfse etwa einer Mannsfaust erreicht und stellenweise verschwärt oder brandig wird, ihre Gefäfse werden dadurch zerstört, es entstehen oft bedeutende Blutungen; die abfliefsende Jauche ätzt die Gesichtshaut. Es entstehen Halsbubonen durch Aufnahme der Jauche, Cachexie, Tod unter Zehrfieber. Schreitet die Geschwulst rückwärts längs des Sehnerven zum Hirne, so entsteht Coma, Krampf; Apoplexie kann alsdann das Leben enden, ehe sich Zehrfieber ausbildete. Die Krankheit dauert einige Monate bis Jahre, sie kommt fast nur bei jugendlichen Personen vor, befällt meist nur ein Auge und endet tödtlich.

Die empfehlenswertheste Behandlung der Augapfelgeschwülste ist frühzeitige Ausrottung des Augapfels mit Zurücklassung der Tenon'schen Membran und der Augenmuskeln, so dafs ein beweglicher Stumpf für ein künstliches Auge bleibt. Jedenfalls soll die Ausrottung überhaupt vor dem Durchbruche des Augapfels vorgenommen werden, weil hierdurch dem Kranken höchst qualvolle Schmerzanfälle erspart werden und sein Leben gefristet werden kann.

Loslösung der Netzhaut.

Netzhautablösungen veranlassen Beschränkung des Sehraumes in dem entgegengesetzten Abschnitte desselben; sie pflegen unter gemischten Erscheinungen von Netzhautleiden und Glaskörpertrübungen aufzutreten in Form subjectiver Lichterscheinungen, Flimmern, zeitweiser Wolkenzüge. Immer erreicht die Sehstörung rasch einen gewissen Grad, auf welchem dieselbe lange stationär bleiben kann. Die Netzhauterhebung stellt einen grauweifsen Hügel dar, die Oberfläche ist faltig, opalisirend und wird wellenförmig bewegt bei Bewegungen des Augapfels, die Venen sind aufgetrieben. Aeltere Loslösungen enthalten glitzernde Cholestearintafeln in dem Netzhautgewebe, oder in der subretinalen Flüssigkeit. Die losgelöste Netzhautstelle kann sich wieder anlegen nach Aufsaugung der Flüssigkeit, indeſs wäre alsdann nur nach sehr frischer Ablösung eine Wiederaufnahme der Function zu erwarten, auſserdem ist Heilung unmöglich, weil der Netzhautbau, ins Besondere die Stabschicht zerstört bleibt. v. Graefe schlieſst aus seinen Beobachtungen, daſs Netzhautablösungen durch flüssige Subretinalergüsse, Colloïdmetamorphose (Donders) überall vorkommen können und daſs dieselben alsdann nur schlieſslich an der unteren Netzhautgegend sich finden in Folge von Senkung der Flüssigkeit, so daſs eine Besserung im Sehen an der ursprünglich abgelösten Stelle noch nicht die Prognose verbessert. — Bei Netzhautablösung wird der Augapfel zugleich atrophisch, sie ist häufig verbunden mit sclerectasia posterior und sclerochoroïditis; in dem letzteren Falle erblinden nacheinander beide Augen. Nach H. Müller entsteht die Netzhautablösung bei Atrophie des Glaskörpers in Folge von Zug durch pathologische Bindegewebestränge in dem Glaskörperraum weit häufiger, als durch subretinalen Erguſs. (S. Sehstörungen.)

Sympa der Netzh

Amaurosis sympathica. Es geschieht häufig, daſs einseitige Erblindung auf das gesunde Auge sich fortsetzt, namentlich bei Erblindung, welche mit Reizungserscheinungen, mit iridochoroïditis verbunden ist und durch Verletzung entstand; aber auch bei Glaucoma ist Mitleidenschaft des anderen Auges und zwar in Form der „Amaurosis mit Sehnervenexcavation“ (v. Graefe) beobachtet. Diese Form giebt sich dadurch kund, daſs bei vollkommener Durchsichtigkeit der brechenden Mittel der Sehraum allmälig beschränkt wird und die Sehschärfe sich vermindert, das Ophthalmoscop zeigt steile Grubenbildung in der Sehnervenpapille.

Der Mittheilungsweg ist noch nicht bekannt. v. Graefe und H. Müller suchen denselben in der Nervenbahn des Sehnerven (v. Graefe) und der Ciliarnerven (H. Müller). Die Bindegewebebahn ist mir wahrscheinlicher.

Behandlung : Iridectomie ist hier bis jetzt erfolglos geblieben. Durch frühzeitige Ausrottung des zuerst erblindeten Augapfels ist Stillstand und Besserung der sympathischen Amaurose erreicht worden, in einem Falle von Graefe's schon nach zwei Wochen. Man verrichtet die exstirpatio bulbi nach Bonnet durch Ausschälen des Augapfels aus der Tenon'schen Kapsel. Die Höhle der letzteren füllt sich alsdann mit Granulationen, so dafs schliefslich ein durch die Augenmuskeln beweglicher Stumpf sich bildet. — In der Voraussetzung einer Vermittelung durch Sehnervenfasern hat v. Graefe die Durchschneidung der Sehnerven anstatt exstirpatio bulbi vorgeschlagen.

Netzhautfinne. Finne — cysticercus cellulosae — hinter der Netzhaut bedingt ihrem Sitze entgegengesetzten Ausfall in dem Sehfelde. Man sieht den Balg und die Bewegungen der Finne, zugleich erscheint an dem Finnensitze die Netzhaut trüb und gefaltet. Nach dem Durchtritte der Finne entsteht ein zweiter Ausfall in dem Sehfelde durch den nunmehrigen Sitz in dem Glaskörper; man erkennt das Bohrloch an einer feinkörnigen, grünlich schillernden Gewebemasse. Die Finne wird nun sehr bald mit trüben Glaskörperschichten umgeben. Der Augapfel wird atrophisch.

Die Entfernung der Finne aus dem Glaskörper geschieht, wie oben angegeben wurde, bei Eintritt sympathischer Erkrankung des anderen Auges, durch Herausnahme durch die Hornhaut mittelst Linearschnitt und gerader Augenpincette, nach vorgängiger Iridectomie und Linsenextraction.

Netzhautentzündung — retinitis, dictyitis, amphiblestroditis. — Man unterscheidet eine chronische und eine acute Form; die Erscheinungen der chronischen begleiten die Entwickelung alter Gewebeerkrankungen der Netzhaut; die Pupille ist anfangs etwas verengert, Lichteinfall ist sehr lästig, ebenso die Berührung des Augapfels, zwischendurch besteht Funkensehen. Die Netzhautcapillare sind ausgedehnter und in gröfserer Anzahl sichtbar, als in der gesunden Netzhaut, zugleich bemerkt man Erweiterung der Centralgefäfse und öfters gelbliche Flecken (von Exsudatmasse) unmittelbar unter den Haargefäfsen. Die Sehschärfe und der Sehraum vermindert sich und proportional dieser Abnahme erweitert sich die Pupille und die Regenbogenhaut bewegt sich träge. Die Netzhaut erscheint in gröfserer Ausdehnung grau getrübt.

In der acuten Form ist die Pupille in höherem Grade verengt und vollkommen unbeweglich; es bestehen die äufsersten Grade von Empfindlichkeit und Schmerzhaftigkeit des Auges gegen Berührung und Lichteinfall, und unter beständigem Vorschweben feuriger und farbiger Lichterscheinungen nimmt das Sehvermögen rasch ab und erlischt, zugleich besteht Fieber, flüchtiges Stechen in dem Auge und äufserst heftiger Kopfschmerz, oft mit den Erscheinungen der Hirnentzündung.

Erst nach Ablauf der acuten Reizung erweitert sich die Pupille und man erkennt die anatomischen Zeichen der Capillarphlebitis, welche sich besonders durch höchst zahlreiches Erscheinen erweiterter Haargefäfse in der ganzen Netzhautoberfläche kund geben, oft bemerkt man zugleich als Folgen derselben allgemeine oder theilweise Netzhauttrübung von verschiedener Farbe, meist ist dieselbe blaugrau, oder blafsgelb, seltener schwarzfleckig (retinitis pigmentosa), an der Netzhaut erscheinen Verdickungen und zuweilen gelbliche Eiterbälge; die Sehnervenpapille ist meist blauroth oder graugelb, abgeflacht, undeutlich begränzt.

An beiden Entzündungsformen der Netzhaut nimmt fast immer der Ciliarkörper Antheil, unter den Erscheinungen von Augenlidkrampf, Lichtscheue, Thränenflufs mit Röthung der Bindehaut; auch die Erscheinungen der Iridochoroïditis gesellen sich öfters hinzu.

Genesung ist selten, meist entwickelt sich daraus Blindheit mit Verwachsung, Gefäfserweiterung, Zerfall des

Netzhautbaues und endlicher Atrophie des Augapfels und des Sehnerven; zuweilen pflanzt sich die Entzündung und ihre Folgen auf das Gehirn fort mit tödtlichem Ausgange.

Die Unterscheidung der Netzhautentzündung von jener der verschiedenen Abtheilungen der Traubenhaut und von dem Glaucome findet man vorzugsweise in dem Funkensehen und der Abnahme der Sehkraft mit auffallend verengter runder Pupille, bei normaler Farbe und Structur der Regenbogenhaut.

Anlage zu primärer Netzhautentzündung sollen bilden die Gewebe, welche Anstrengung des Sehorganes fordern, sogenannte nervöse Constitution, weibliches Geschlecht. Als Gelegenheitsursachen werden angeführt übermäfsige Anstrengung und Ermüdung des Auges, grelles Licht, Erhitzung durch geistige Getränke.

Zur Behandlung ist es nothwendig, das Krankenzimmer völlig zu verdunkeln und Eiskälte auf das Auge anzuwenden, zugleich ist Blutentziehung durch Aderlafs und Blutegel empfohlen und der innere Gebrauch von Brechweinstein, später die Anwendung von Calomel mit Belladonnaextract bis zu Speichelflufs oder Narcose (Sichel), zugleich Einreibungen von grauer Quecksilbersalbe mit Belladonnaextract, Blasenpflaster in den Nacken und hinter die Ohren, Senfölspiritus auf Oberarme und Oberschenkel. — Nach gelungener Heilung ist noch Monate lang Schonung der Augen nothwendig, wegen grofser Empfindlichkeit und lange bleibender anatomischer Bedingung zu Rückfällen; diese Bedingung liegt vorzugsweise in den Gewebeveränderungen der Haargefäfse und zum Theil in der Entwickelung von krankhafter Neubildung, mögen dieselben Folge oder Veranlassung der ersten Entzündung sein. Es ist defshalb angerathen, in dieser Periode Jodkalium und später Eisenmittel und Chinin anzuwenden.

www.ingramcontent.com/pod-product-compliance
Lightning Source LLC
LaVergne TN
LVHW042243300926
849161LV00003B/454